U0220379

老年综合评估

Comprehensive Geriatric Assessment

原　　著　［意］阿尔贝托·皮洛托（Alberto Pilotto）
　　　　　［英］芬巴尔·C. 马丁（Finbarr C. Martin）
主　　审　邱贵兴
主　　译　赵　宇　任　甫　屠其雷　孙晓红

中国协和医科大学出版社

北　京

图书在版编目（CIP）数据

老年综合评估 /（意）阿尔贝托·皮洛托（Alberto Pilotto），（英）芬巴尔·C. 马丁（Finbarr C. Martin）著；赵宇等译. —北京：中国协和医科大学出版社，2023.4

ISBN 978-7-5679-2191-7

Ⅰ.①老… Ⅱ.①阿… ②芬… ③赵… Ⅲ.①老年人－健康状况－评估 Ⅳ.①R161.7

中国国家版本馆CIP数据核字（2023）第066493号

ISSN 2509-6060 ISSN 2509-6079（电子）
老年医学相关实践问题
ISBN 978-3-319-62502-7 ISBN 978-3-319-62503-4（电子书）
https：doi.orgg10077978-3-319-62503-4
国会图书馆控制编号：2017956938
©施普林格国际出版公司2018
First published in English under the title
Comprehensive Geriatric Assessment
edited by Alberto Pilotto and Finbarr C. Martin, edition: 1
Copyright @ Springer International Publishing AG, 2018 *
This edition has been translated and published under licence from
Springer Nature Switzerland AG.
Springer Nature Switzerland AG takes no responsibility and shall not be made liable
for the accuracy of the translation
著作权合同登记证：图字01-2023-1773

老年综合评估

原　著：	阿尔贝托·皮洛托（Alberto Pilotto）　芬巴尔·C.马丁（Finbarr C. Martin）	
主　译：	赵　宇　任　甫　屠其雷　孙晓红	
责任编辑：	李元君	
封面设计：	许晓晨	
责任校对：	张　麓	
责任印制：	张　岱	

出版发行：**中国协和医科大学出版社**
（北京市东城区东单三条9号　邮编100730　电话010-65260431）

网　　址：www.pumcp.com
经　　销：新华书店总店北京发行所
印　　刷：小森印刷（北京）有限公司

开　本：	710mm×1000mm　　1/16
印　张：	13.5
字　数：	200千字
版　次：	2023年4月第1版
印　次：	2023年4月第1次印刷
定　价：	70.00元

ISBN 978-7-5679-2191-7

（版权所有，侵权必究，如有印装质量问题，由本社发行部调换）

译者名单

主　　审　邱贵兴

主　　译　赵　宇　任　甫　屠其雷　孙晓红

副 主 译　陈亚萍　高　娜　佟冰渡　常　晓

主译助理　张佳云

译　　者（按姓氏拼音排序）

　　　　阿力·艾拜　新疆建设兵团医院

　　　　曹永平　北京大学第一医院

　　　　常　晓　中国医学科学院北京协和医院

　　　　陈炳荣　中国医学科学院北京协和医院

　　　　陈亚萍　中国医学科学院北京协和医院

　　　　程细高　南昌大学第二附属医院

　　　　高　娜　中国医学科学院北京协和医院

　　　　关振鹏　北京大学首钢医院

　　　　胡海鹰　首都医科大学附属复兴医院月坛社区卫生服务中心

　　　　姜　琳　中国医学科学院老干部处

　　　　雷　洋　民政部社会福利中心

　　　　李　波　北京积水潭医院

　　　　李　冬　中国医科大学附属第一医院感染科

　　　　李　雷　中国医科大学附属盛京医院

　　　　李方财　浙江大学医学院附属第二医院

　　　　李嘉浩　中国医学科学院北京协和医院

　　　　李一帆　中国医学科学院药物研究所

　　　　李永锦　北京市朝阳区劲松社区卫生服务中心

　　　　刘新宇　山东大学齐鲁医院

刘艺博　吉林大学哲学社会学院

刘雨曦　中国医科大学公共卫生学院

陆　声　云南省第一人民医院

路　菲　中国医学科学院北京协和医院

彭慧明　中国医学科学院北京协和医院

任　甫　沈阳医学院

盛伟斌　新疆医科大学第一附属医院

孙晓红　中国医学科学院北京协和医院

佟冰渡　中国医学科学院北京协和医院

屠其雷　北京社会管理职业学院（民政部培训中心）
　　　　　老年福祉学院

王　丽　北京市富乐科技开发有限公司富乐院士工作站

王　爽　中国医科大学附属第一医院

王元一　吉林大学第一医院

王治乾　河北医科大学第三医院

温冰涛　北京大学国际医院

武　亮　北京小汤山医院

肖　骏　华中科技大学同济医院

姚帼君　中国医学科学院北京协和医院

曾　晖　北京大学深圳医院

翟吉良　中国医学科学院北京协和医院

张　凯　上海交通大学医学院附属第九人民医院

张佳云　中国医学科学院北京协和医院

张军卫　中国康复研究中心

张忠民　南方医科大学南方医院

赵　宇　中国医学科学院北京协和医院

郑龙坡　上海市第十人民医院

译者前言

　　《老年综合评估》是一部介绍老年综合评估（comprehensive geriatric assessment，CGA）这一临床评估方法的专著。本书明确定义了CGA，并介绍了如何选择正确的评估工具，以及详细介绍了不同实际条件下CGA的应用情况。主要回答了三个问题：CGA是什么？CGA测量与评估什么？如何将CGA应用于临床工作实践？

　　目前，随着经济社会的发展、生育率下降、预期寿命的增加，人口老龄化问题在全球范围内已经愈发严重。但随着预期寿命的增加，我们发现了一个现象，那就是人群的平均健康活动寿命并没有随之延长，延长的预期寿命时间增加到了长期医疗照护中。一般表面上健康的人，并不会突然死亡，而在死亡前，大多数老年人会伴随多种身体功能受损，这会导致其健康储备与功能状态有所下降，因此，基于单一疾病诊断和治疗的传统医学模式已经过时，并不适合于大多数老年患者。有鉴于此，CGA这项技术应运而生。

　　CGA是一个多维度评估、跨学科合作的诊断过程，其重点是确定老年人的身体、心理和功能能力，同时对其生活环境、社交、经济条件等进行综合评估，从而制订协调、综合的治疗方案与长期随访计划。CGA是确定和描述临床状态、生物医学风险状况、机体功能、心理社会资源和临床预后的首选工具，是促进临床决策的必要工具，甚至可以称作当代老年医疗护理的基石。

　　本书的主要目的是帮助所有从事或涉及老年康养与医疗护理的工作人员，如医生、护士、护理、康复、保健等人员，更好地了解老年人CGA的有效性、可行性、可接受性和组织要求，从而促进老年相关医护工作的进行。

　　全书结构可以分为四个部分：第一部分为前两章，给CGA进行了定义；第二部分为第三章，介绍了如何选择正确的测量工具；第三部分为第四章至第十四章，介绍了CGA在特定的临床环境和服务环境中的应用情况；第四部分为第十五章，介绍了CGA的推广与教学。

　　总体来说，只有在临床实践、管理组织、教育和创新方面全面发展，我们才能面对老龄人口医疗保健的新挑战。我相信，未来医疗行业一定不是局限于某个疾病的诊疗，而是发展为综合评估并全面制订计划的一种模式。

　　由于本书涉及很多专业词汇，而且许多文章的专业性又较强，尽管我们已经竭尽全力，但仍难免有所纰漏，在此，恳请广大读者的体谅。

　　最后，我在此感谢审阅、校稿、录入以及所有参与到本书翻译工作中的成员。

赵　宇

2023年4月

前　言

目前，人口老龄化已经成为一个全球性问题。2017年，全球60岁及以上的人口约为9.62亿，约占全球总人口的13%。其中欧洲的人口老龄化尤其明显，但世界其他地区的人口老龄化也正在迅速加剧。

在过去的50年中，社会经济发展伴随着生育率的大幅下降，同时，人们的预期寿命也明显增加。然而，预期寿命的显著增加并不意味着人类健康生存时间的相应延长，很可能需要长期医疗支持和伴随残疾状态的生存时间在增加。总的来说，女性健康生存年的延长短于男性，而且各国之间富裕程度和机会的差异亦可影响健康生存年。

健康的人突然死亡的情况越来越少见。相比之下，受多种基础疾病以及与年龄相关的细胞老化和生理变化的综合影响，死亡之前健康状况和机体功能逐渐下降更为普遍。结果就是，基于单一疾病诊断和治疗的传统医学模式可能无法满足临床需求，尤其不适用于大多数高龄患者，这些患者现在常去医院急诊科就诊，或者使用社会急救体系。

老年常见疾病，如痴呆、心脏病、脑卒中、慢性呼吸系统疾病、糖尿病和肌肉骨骼疾病等会导致机体多个系统损害，这些损害的叠加效应就是机体功能下降。此外，老年患者以及他们的家人，往往会有自己的综合考虑、想法和依从性，这也是临床工作人员要面对的问题。因此，为了提供以患者为中心的全面临床照护，我们需要评估所有的因素。诊断虽然重要，但只有诊断是不够的。老年综合评估（comprehensive geriatric assessment，CGA）正是为应对这一挑战而开发的工具。

CGA是一个多维度、多学科的诊断过程，致力于确定老年人的生理、心理和功能状态，以制订协调一致的治疗方案和长期随访计划。

30多年的临床经验表明，CGA在判断和阐述临床状况、生物医学风险状况、脏器功能、日常生活活动能力、剩余技能、社会－心理资源和预后等方面独具优势，是为功能受损和身体虚弱的老年人制订个性化治疗照护计划的首选工具，也是协助临床决策的重要工具。

从这个意义上讲，CGA可被定义为当代老年健康的基石。

尽管如此，CGA在老年人的临床管理中仍未得到充分利用，通常仅限于由老年医学科的医师主导的专业临床领域。因此，需要将现有的实用健康研究知识付诸于针对老年人的医学实践，实施基于CGA的健康保健流程。我们相信，加强知识的交流将是促进CGA领域循证医学实践的重要因素。

本书内容丰富，是CGA在临床实践和基础研究中获得的临床和生物学原理、方法和循证医学结论的最新成果和经验总结，以确保能从不同角度阐述。具体包括为什么及如何在家庭或医院中实施CGA，也就是出院后或在门诊中实施CGA。此外，一些章节还讨论了CGA在特定条件下的临床应用，为不同临床应用场景提供量身定制的CGA程序，包括对老年人进行术前评估，为要收入急诊室和老年科的患者实施CGA，以及为出现器官衰竭如心力衰竭、慢性肾病、癌症或认知功能障碍的老年患者实施CGA。

本书旨在帮助老年医学科医师、其他专科医师、全科医师和每天都面临老年患者问题和需求的所有医务人员，使他们更好地理解：对于为老年人实施的临床CGA项目，不仅要考虑项目的有效性，也要考虑其可行性、可接受性和组织管理要求。只有使临床实践、组织管理、教育和创新等方面协调一致、比例适宜，我们才能直面人口老龄化的医疗新领域。这将包括与技术辅助或自我管理有关的CGA项目，以及基于CGA的预测工具，以改善临床和管理决策，从而提高老年患者的照护质量和生活质量。

阿尔贝托·皮洛托

芬巴尔·C.马丁

目 录

1 老年综合评估：新的视角

1.1 引言

衰老是伴随着健康状况的下降以及随之而来的生理功能和认知功能障碍，这一现象不知从何时起激发了艺术家、哲学家和科学家的兴趣。功能丧失通常被认为是"正常衰老"的一部分，"正常衰老"是一种自然现象，可以被描述、观察和解释，但肯定不能被中止或逆转。直到20世纪中叶，老年病学专家才提出了疾病的发展可以与衰老脱离的观点。这一观点的一个推论是个体之间的生理性衰老速率是异质的，尽管有些人会发展成多种疾病，但另一些人直到生命终结仍保持相对健康[1]。从概念上将时间流逝和生物学衰老脱离，这一可能性引起了人们极大的热情和争论。在过去的几年中，有关衰老速率的机制和调节的研究数量增长令人印象深刻，科学家声称，一旦对衰老的生物学机制有了终极认知，就有可能对其进行干预，减慢甚至逆转衰老[2]。在老年医学领域中，这项研究的重点是确定由于过快衰老而导致的多发病[3]对人造成生理和认知能力衰退的风险。该领域的初步工作表明，以传统医学诊断和治疗特定疾病的方法来进行诊断和治疗老年医学的疾病是无效的。人们还认识到，老年人的健康、功能状况和生活质量不能仅用患有疾病的总数来概括，而是受到行为、社会、环境、金融和政治等因素的影响。

在这一背景下，老年综合评估（comprehensive geriatric assessment, CGA）的出现成为一个里程碑，它带来了过去40年中临床老年医学研究数量的几何级发展。提高老年人的医疗效果和生活质量需要多学科诊疗方法，而不应该局限于疾病管理上，这一主张起源于英国并在英国的医学体系中得以发展。英国第一个正式确立老年医学作为一个独立专科。沃伦

（Warren）在20世纪30年代后期提出了老年综合评估这一操作理念来处理这一复杂的问题[4]。CGA的概念不仅衍生了一些优秀而重要的科学理论，也渗透到医学文献和医学实践中[5]。

1.2   CGA关注度激增

1984年，《新英格兰医学杂志》发表了文章《老年医学评估单元的有效性：一项随机临床试验》（*Effectiveness of a geriatric evaluation unit. A randomized clinical trial*）[6]，这让人们对CGA的关注度增加。CGA的原则已在此几年前，由Sepulveda VA老年医学评估部门实施。该部门的负责人拉里·鲁宾斯坦（Larry Rubenstein）将CGA定义为多维跨学科诊断过程，旨在确定衰弱的老年人的生理、心理和功能能力，以便制订出相应的治疗和长期随访计划[7]。该论文新颖之处在于，除了提出CGA具有很强的表面效度，还通过一项随机对照试验证实了它在改善老年人的健康和生活质量方面的有效性，这是任何临床干预措施在临床实施前应达到的最高标准。在这篇文章的推动下，在世界范围内建立了许多老年病评估部门，这些评估部门在各种环境和场合中表现出了不同特点[8]。尽管有这种热潮，但充分使用CGA的经验仍然很有限，主要局限于医学研究机构中。CGA缺乏推广的原因是多种多样的，文献报道的原因包括高昂的成本、与传统生物医学模型的背离，以及医疗管理人员（可能也包括许多医师）对于"老龄化"的态度。然而，这些障碍的合理性值得怀疑。很多针对老年人的常规诊疗是十分昂贵的，如器官移植；医疗体系正不断发展并尝试新的治疗模式；最后，尽管"衰老"仍然存在于我们的社会中，但它在生物医学领域正在迅速消失。因此，尽管现有的治疗模式无法解决因老年患者增加而带来的巨大挑战，但基于CGA的替代方法正在努力渗透到临床实践中。在相关章节中，我们想提出一个关键性假设，以理解这些事件的原因，并提供使CGA广泛应用于临床实施的途径。

1.3　CGA的本质

从概念上讲，CGA评估的域是表型维度，我们通常将其视为"典型的老龄化特征"。老年人患单一和多种疾病的风险较高，他们可能会经历一定程度的功能和认知状态的恶化，更有可能出现抑郁症状，继而大多数的家庭、社会和经济状况会出现问题。虽然大多数人都会如此，但是并非每个人都会同时出现这些状况。例如，我们知道，百岁老人倾向于保持卓越的健康和功能状态，直到生命的晚期[9]。当然，也有些人在老年时还保持独特的能力：他们参加马拉松比赛、教授高等数学或制作出精美的艺术品。富裕的人以及那些在生活中建立了牢固的家庭和社会关系的人，对机体和认知功能弱化的负担有更强的承受力[10]。另一方面是患有多种慢性病、严重的生理和认知功能障碍、社会经济地位低、与家庭和社会关系脱节的个人。在这两种极端情况之间的是大多数老年人，他们过着"正常的生活"，没有受到重要生理或认知功能障碍的干扰，并且相对地没有受到疾病或临床症状的困扰。如上所述，健康和功能的相对分布实际上代表了对人们健康的真实和有意义的衡量标准，CGA很好地捕捉了这种异质性，因为它整合了有关身体健康、心理健康、功能状态、社会适应能力和环境条件的信息。这些信息对于制订和实施个性化的支持性护理计划至关重要，而这些计划旨在最大限度地提高老年人独立性和生活质量[4]。

Pilotto等回顾了CGA在不同医疗环境下的有效性，重点关注了CGA如何支持治疗决策，尤其是在不确定的情况下[11]。他们得出的结论是，利用CGA可以识别出有复杂的多重病态和多个疾病或临床问题的老年人，这些问题由于社会经济和心理健康的限制而难以处理，而对这些受试者的简单识别提高了护理质量。例如，他们在急诊、骨科、康复科、患癌症或认知功能障碍的外科手术老年受试者身上，发现了CGA的临床有效性。CGA无疑可以帮助临床医师进行有关诊断和治疗的临床决策[11]。有趣的是，这些作者坚持认为有必要扩大基于CGA的预后工具的开发，以量身定制适当的干预措施并改善老年人的临床结局。他们还提到由CGA推动的干预措施可能会降低致残和死亡的风险，但他们承认这些支持结果的证据仍然不足。关于最佳CGA工具的讨论仍然困扰着老年医学领域，而且似乎不可能就某个工具在可行性和完整性之间的抉择达成一致意见。当然，在临床研究的某些领域，CGA产生了显著的效果。到目前为止，最成功的应用是使用CGA建立预后预测，并评估干预的风险，因为风险与潜在获益之间的平衡是至关重要的[14]。例如，利用某种形式的CGA评估手术风险或评估老年癌症患者化疗的潜在好处已显示出优于传统方法的效果[15, 16]。

我们可以利用CGA得出的评分将老年患者划分到具有相同复杂性的组中，并可以在监测研究中了解最初在相对健康的患者中的干预措施，在虚弱的老年患者身上实施的效果。

如果CGA捕捉到加速"表型衰老"（accelerated phenotypic aging），则可对个体患者的"真实"衰老作出可靠的推断，以及对其敏感性和恢复力的预测具有巨大的预后影响，并允许在信息更充分的条件下做出更明智的治疗决策。另一方面，在大多数情况下，我们对这种"加速衰老"状态的潜在原因的理解仍不清楚，因此几乎无法阻止或逆转它。这种解释需要注意的是，衰老是普遍的，可能在解剖学、生理学和生物学等许多方面对人产生影响，甚至CGA都没有考虑到。从这个意义上说，我们可以认为CGA和表型衰老一样，都是加速衰老的诸多评价指标之一，但仅有CGA这一个指标还不够深入，不足以开始考虑有效的干预措施。

1.4　CGA作为表型衰老的一种替代测量方法

依据CGA可以作为表型衰老的一个替代测量方法的假设，将这一概念引入更实际的领域可能是有意义的。简单地说，我们假设一个70岁的人出现了一般人在80岁时才会出现的医疗和功能问题，我们可以说这个人正在经历加速"表型衰老"，表现为更差的CGA评分。因此，此人有很高的致残、死亡和其他不良健康后果的风险，也包括因医疗干预而增加的伤害。换言之，我们可以认为CGA是"表型衰老"而不是"衰老时序"的一个指标。表型衰老的概念相对熟悉，因为当我们说某人看上去比身份证上的年龄"年长"或"年轻"时，我们都在使用它。CGA试图将这种看法纳入可靠的指标，以便可以将其整合到老年人的照护中。

然而，有关加速表型衰老的信息对我们有帮助吗？答案是肯定的。如前所述，大量文献已经证明CGA是一种非常有效的工具，可以进行预后判断和评估医学干预的风险，此类干预的风险-收益窗往往很窄。CGA在预测死亡率、手术并发症和医源性疾病方面优于大多数预后指标和专用工具[11]。通过使用CGA，临床医师可以识别出那些不能从某种干预措施中获益的患者，并且应该采用替代策略进行治疗，或者需要额外的监测和随访[16, 17]。文献中有关此类证据的详情不在本章的讨论范围之内，本书后面的内容将对其中的大部分进行总结。

1.5 出了什么问题？

繁忙的临床医师会争辩说，判断出某些患者正在加速衰老可能具有学术价值，但也可能令人沮丧，因为至少在现阶段，我们几乎没有什么办法可以减缓衰老的速度。很难反驳这种假设。Rubenstein的初步证据非常有前景，并促使许多临床医师和老年科医师在多个国家和地区复制了Sepulveda小组的经验。为此进行了几项大型和小型临床研究，并进行了一些随机对照试验，目的是证明CGA方法在残疾进展、死亡率、生活质量和其他对老年人重要的健康结果方面可带来更好的结果[11]。一些研究和系统回顾性研究分析了CGA在不同环境下的应用，结果非常不同。这些研究的结果是多种多样的，并且有争议，尽管进行了认真的解释，但这种差异的原因仍然是在讨论的问题。有效试验与无效试验之间的一个区别因素是，当实施CGA的团队也对干预措施进行管理时，更有可能获得阳性结果。这个因素表明，对影响复杂的老年患者的医学和功能状态的所有因素进行更多了解是有用的，但是这种信息的潜力不能简单地通过对标准化问卷的回答来总结。在与家庭医师和其他医疗保健提供者讨论CGA时，最初的争论总是关于时间、成本或报销。但是，随着对话的进展，很明显，常规使用CGA的主要反对意见是相对缺乏确凿的证据，通过这种方法发现的问题可能会受到影响或被逆转。如稍后所述，此问题与"衰弱"所发生的情况类似。

因为我们对一些人加速衰老的机制没有扎实的了解，所以我们缺乏解决这个问题根源的工具。越来越多的基础研究人员和临床医师提出，某些疾病和疾病治疗措施可以加速衰老过程[18]。有一些证据支持这一假设，如针对人类免疫缺陷病毒（human immunodeficiency virus，HIV）的治疗[18]。

然而，对于年龄增长是疾病风险的潜在驱动因素，与疾病的类型无关，除了单基因疾病这一理论，人们达成了更广泛的共识。与这种观点一致的是，Mitnitski 和 Rockwood 将衰弱的严重程度定义为随着时间的推移积累的赤字，并提出存在的赤字数量与个体的赤字总数之比是衡量生物年龄（或以衰弱为代表）的代替指标，而无论其性质如何[19]。但是，用于构建风险评分的大部分要素都是临床表型，因此，所得评分可能更适合作为"表型衰老"的指标。请注意，如果衰弱的表型表达与根本原因没有关系，那么由衰弱或 CGA 的概念所捕获的加速衰老的因果途径就存在于某种更为基本的细胞机制中，而该机制失调了。并非每个人都赞同或完全同意这种观点也就不足为奇了。

Linda Fried 和 Hopkins 研究组在定义衰弱综合征所做的假设中，衰弱（另一个加速衰老的指标）是由相互作用的表型的恶性循环造成的，在这种循环中，肌少症占主导地位[20]。在过去20年中，Linda Fried 发表了一些关于衰老的重要研究。但是，与 CGA 的研究相似，大多数文献都集中在预测有效性和证据上，即衰弱是由各种稳态机制的多系统失调引起的[21]。证据表明，虽然衰弱被诊断出来，能够实际改变重要结局的干预措施的证据仍然缺失，而这一环节可能是最重要的，为什么说衰弱与 CGA 类似，就是很难将衰弱的概念转化为临床实践。Rockwood 和他的合作者已经证明，Fried 脆弱性定义是衰弱的许多可能定义之一，其中考虑了其他替代的表型维度，并且这些替代性定义具有相似的有效性[22]。因此，老年医学研究的下一个必要步骤是证明，任何生理衰老指标，无论是 CGA 还是衰弱，都可以采取干预措施，从而减轻疾病和残疾负担并改善患有复杂临床综合征的老年患者的生活质量。

1.6　生物老化

　　过去认为，了解导致衰老的主要生物学机制似乎是一项不可能完成的任务，但最近的一些研究表明并非如此。2013年，Lopez-Otin和同事发表了一篇非常有趣的评论文章，旨在根据当前的知识确定衰老的特征。这些作者提出了9种可能导致衰老的主要机制，包括基因组不稳定性、端粒消耗、表观遗传改变、蛋白稳态丧失、营养感应失调、线粒体功能障碍、细胞衰老、干细胞衰竭和细胞间通讯改变[22]。次年，Brian Kennedy和一些美国科学家发表了一篇补充性文章，列出了7个老龄化的"支柱"[23]。尽管支持这两项具有里程碑意义的论文报告的大多数数据来自动物模型的研究，但由于两个主要原因，它们与本次讨论相关。在这两篇文章中，作者都提出了这样的想法，即这些生物学机制会引起表型衰老，因此，代表了生物学和表型衰老之间的桥梁。此外，这两篇文章激发了研究人员的极大热情，并对"老年科学"（geroscience）的概念产生了推动作用和引起日益增长的兴趣，该概念被定义为"旨在理解衰老与年龄相关疾病之间关系的跨学科领域"。但是，这两篇文章带来希望的主要原因是这些作者指出了一条可行的道路，可以开始理解为什么有些人会发展成"加速衰老"，并面临着残疾、过早死亡的高风险，以及一系列影响老年人生活质量的不良健康后果。文中所确定的机制可以用于研究将表型衰老的轨迹向"正常衰老"转化的干预措施。当然，我们需要更多的研究来了解哺乳动物物种的衰老过程、疾病在衰老中的作用以及衰老在疾病发展中的作用。我们还需要更多的临床研究来验证将老年科学的知识和原理应用于治疗衰弱的老年人是否能够改善其结果和生活质量。老年科学可能是理解CGA评估的存在复杂和交互性问题的老年患者背后的生物学特性的关键，并将CGA和衰弱的临床科学不仅停留在风险和预后分层上，还要实现有效的干预[23,24]。到目前为止，CGA是为老年患者提供最佳照护的最佳工具。

　　我们建议临床老年医学领域中衰老的进展使用3个层面进行评估（图1.1）。时序年龄：我们确切知道时序年龄是线性函数，并且具有零方差，可以精确到每秒的几分之一。至少就我们所知，对每个人都是如此。表型年龄：在个体的发育阶段，表型年龄的变化遵循着非常严格的规则，在此过程中，强大的遗传程序会按部就班地驱动人体的解剖结构和生理功能的变化，其中的变异性很小。

事实就是如此，如果一个孩子在12个月大时没有学会走路，我们就会开始怀疑哪里出了问题。在生命的早期阶段可能已经开始衰老，但是发育的表征是强大和稳健的，以至于即便存在衰老也会因为被掩盖而难以发现。但是，在个体发育成熟之后，遗传控制变得不太严格，表型的变异会呈几何级递增，并且在时序年龄和表型年龄之间将存在显著差异。CGA能很好

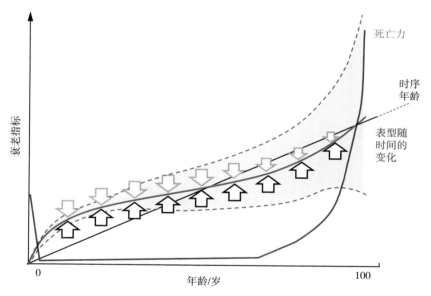

图1.1　衰老指标

注：时序年龄是时间的线性函数，个体之间没有异质性。表型年龄是非线性的：在青春期及以前的发育阶段中会有大量的表型变化，在随后的青年和成年阶段相对稳定，然后在老年时再一次发生重大变化。在生命的早期，这条轨迹（红色区域）的变异非常有限，这可能是因为此期间遗传因素强有力的实施。但是，随着年龄增加，随机事件和环境因素日积月累，导致差异性增加。以上就是CGA捕捉数据的维度。可能会打破健康生活所需的生物学平衡的随机事件和环境因素（黑色箭头）不断被体内的稳态调节机制（灰色箭头）抵消。这种稳态调节机制具有抗逆性，并会随着衰老而逐渐失去作用。应对不稳定因素的抗逆性调节程度可以被视为生物衰老的替代指标。橙色线代表的是推动死亡的力量的叠加。

地捕捉这种差异，这就是为什么CGA能如此有效地识别出那些极可能陷入无可挽回的衰老的老年人。这些老年人需要特别的关怀、适当的替代治疗、疾病急性期前后的强化康复，以及积极的随访来改善他们的预后。生物学年龄：生物学年龄是表型年龄的本质，它的测算依赖于已知的、大多在动物模型中已被研究的生物学机制。老年科学的核心是抗逆性，即生物体应对压力和刺激的能力，以及缓冲各种干扰稳态平衡的波动的能力。从某种意义上说，"抗逆性是生命最纯粹的本质"，生物大分子和小分子的有目的聚集，其作用是限制弥漫于整个宇宙中的熵增效应，并尽可能长地维持秩序和生命。因此，生物学年龄的测量应受益于对负荷试验的反应特征信息。我们将看到，老年科学是否能实现增加衰老生物学与对老年人的慢性病的了解和治疗的关联性，文献使人们对老年科学保持谨慎的乐观态度。

1.7 CGA的未来

CGA是对老年人健康状态评估的重要工具。越来越多的具有复杂临床问题的老年患者需要更优质的照护，同时传统医学方法因存在各种缺点而在应对这些特殊患者时显得力不从心。如何解决这些问题，这给医疗卫生系统带来了巨大压力。越来越多的学者希望将这些复杂的患者纳入随机对照试验，以测试新药或其他非药物干预措施对这一衰弱人群的有效性，因为这一人群最终代表了使用同种药物的大部分人群。尽管CGA机制尚不明确，但是它作为一种分层工具在该领域中的表现令人满意。解决这种缺乏机理性理解的问题，可能是将收集的CGA信息转化为个性化干预措施的关键，这种个性化干预措施比传统医学方法治疗复杂老年患者更有效。

参 考 文 献

[1] MARGOLICK JB，FERRUCCI L. Accelerating aging research：how can we measure the rate of biologic aging？[J] Exp Gerontol，2015，64：78-80. doi：10.1016/j.exger.2015.02.009.

［2］KENNEDY BK，BERGER SL，BRUNET A，et al. Geroscience：inking aging to chronic disease［J］. Cell，2014，159（4）：709-713. doi：10.1016/j.cell.2014.10. 039.

［3］FABBRI E，ZOLI M，GONZALEZ-FREIRE M，et al. Aging and multimorbidity：new tasks，priorities，and frontiers for integrated gerontological and clinical research ［J］. J Am Med Dir Assoc，2015，16（8）：640-647. doi：10.1016/j.jamda.2015. 03.013.

［4］JIANG S，LI P. Current development in elderly comprehensive assessment and research methods［J］. Biomed Res Int，2016：1-10. doi：10.1155/2016/3528248.

［5］WIELAND D，FERRUCCI L. Multidimensional geriatric assessment：back to the future［J］. J Gerontol A Biol Sci Med Sci，2008，63（3）：272-274. doi：10.1093/ gerona/63.3.272.

［6］RUBENSTEIN LZ，JOSEPHSON KR，WIELAND GD，et al. Effectiveness of a geriatric evaluation unit［J］. N Engl J Med，1984，311（26）：1664-1670. doi：10.1056/NEJM198412273112604.

［7］RUBENSTEIN LZ，STUCK AE，SIU AL，et al. Impacts of geriatric evaluation and management programs on defined outcomes：overview of the evidence［J］. J Am Geriatr Soc，1991，39（9 Pt 2）：8S-16S. discussion 17S-18S. http：//www.ncbi. nlm.nih.gov/pubmed/1832179.

［8］WELLENS NIH，DESCHODT M，FLAMAING J，et al. First-generation versus third-generation comprehensive geriatric assessment instruments in the acute hospital setting：a comparison of the minimum geriatric screening tools（MGST）and the interRAI acute care（interRAI AC）［J］. J Nutr Health Aging，2011，15（8）：638-644. http：//www.ncbi.nlm.nih.gov/pubmed/21968858.

［9］ISMAIL K，NUSSBAUM L，SEBASTIANI P，et al. Compression of morbidity is observed across cohorts with exceptional longevity［J］. J Am Geriatr Soc，2016，64（8）：1583-1591. doi：10.1111/jgs.14222.

［10］SOLER-VILA H，GARCÍA-ESQUINAS E，LEÓN-MUÑOZ LM，et al. Contribution of health behaviours and clinical factors to socioeconomic differences in frailty among older adults［J］. J Epidemiol Community Health，2016，70（4）：354-360. doi：10.1136/jech-2015-206406.

［11］PILOTTO A，CELLA A，PILOTTO A，et al. Three decades of comprehensive geriatric assessment：evidence coming from different healthcare settings and specific clinical conditions［J］. J Am Med Dir Assoc，2017，18（2）：192.e1-192.e11. doi：10.1016/j.jamda.2016.11.004.

［12］PARTRIDGE JSL，HARARI D，MARTIN FC，et al. The impact of pre-operative comprehensive geriatric assessment on postoperative outcomes in older patients undergoing scheduled surgery: a systematic review [J]. Anaesthesia, 2014, 69 (s1): 8-16. doi: 10.1111/anae.12494.

[13] JAY S, WHITTAKER P, MCINTOSH J, et al. Can consultant geriatrician led comprehensive geriatric assessment in the emergency department reduce hospital admission rates? A systematic review [J]. Age Ageing, 2017, 46 (3): 366-372. doi: 10.1093/ageing/afw231.

[14] SERGI G, DE RUI M, SARTI S, et al. Polypharmacy in the elderly: can comprehensive geriatric assessment reduce inappropriate medication use? [J]. Drugs Aging, 2011, 28 (7): 509-519. doi: 10.2165/11592010-000000000-00000.

[15] KLEPIN HD, GEIGER AM, TOOZE JA, et al. The feasibility of inpatient geriatric assessment for older adults receiving induction chemotherapy for acute myelogenous leukemia [J]. J Am Geriatr Soc, 2011, 59 (10): 1837-1846. http://www.ncbi. nlm.nih.gov/pubmed/22091497.

[16] WILDIERS H, HEEREN P, PUTS M, et al. International Society of Geriatric Oncology consensus on geriatric assessment in older patients with cancer [J]. J Clin Oncol, 2014, 32 (24): 2595-2603. doi: 10.1200/JCO.2013.54.8347.

[17] FARCET A, DE DECKER L, PAULY V, et al. Frailty markers and treatment decisions in patients seen in oncogeriatric clinics: results from the ASRO pilot study [J]. PLoS One, 2016, 11 (2): e0149732. doi: 10.1371/journal.pone.0149732.

[18] HODES RJ, SIERRA F, AUSTAD SN, et al. Disease drivers of aging [J]. Ann N Y Acad Sci, 2016, 1386 (1): 45-68. doi: 10.1111/nyas.13299.

[19] MITNITSKI A, ROCKWOOD K. Aging as a process of deficit accumulation: its utility and origin [J]. Interdiscip Top Gerontol, 2015, 40: 85-98. doi: 10.1159/000364933.

[20] FRIED LP, TANGEN CM, WALSTON J, et al. Frailty in older adults: evidence for a phenotype [J]. J Gerontol A Biol Sci Med Sci, 2001, 56 (3): M146-M156. http://www.ncbi.nlm.nih.gov/pubmed/11253156.

[21] FRIED LP, XUE Q-L, CAPPOLA AR, et al. Nonlinear multisystem physiological Dysregulation associated with frailty in older women: implications for etiology and treatment [J]. J Gerontol A Biol Sci Med Sci, 2009, 64A (10): 1049-1057. doi: 10.1093/gerona/glp076.

[22] LÓPEZ-OTÍN C, BLASCO MA, PARTRIDGE L, et al. The hall marks of aging [J]. Cell, 2013, 153 (6): 1194-1217. doi: 10.1016/j.cell.2013.05.039.

[23] KENNEDY BK, BERGER SL, BRUNET A, et al. Aging: a common driver of chronic diseases and a target for novel interventions HHS public access [J]. Cell,

2014，6（1594）：709-713．doi：10.1016/j.cell.2014.10.039.

［24］CESARI M，MARZETTI E，CALVANI R，et al．The need of operational paradigms for frailty in older persons：the SPRINTT project［J］．Aging Clin Exp Res，2017，29（1）：3-10．doi：10.1007/s40520-016-0712-5.

2 老年综合评估的不同范畴

2.1 介绍

识别年老体弱或健康状况不佳的老年人，然后进行适当的后续评估和干预，这是老年医学和日益增长的老年人口医疗质量的共同基础。然而在面对老年人群时，包括诊断、治疗选择在内的各种临床决策极具挑战性。事实上，老年人的身体往往虚弱而复杂。一方面是由于衰老过程中多重疾病和综合治疗的相互作用对多系统的影响；另一方面，心理、社会、经济和环境对老年人健康状况的影响也举足轻重（图2.1）。因此，传统的以疾病为导向的诊疗方法可能是不合适的。比如，在存在多发病的情况下，某一特定疾病与临床表现之间的关系往往模糊不清，使得评估某一特定疾病的严重性，以及评估其在生理功能和健康状况方面的影响困难重重。此外，许多令人痛苦的症状，包括但不限于疼痛、疲劳、睡眠障碍和视物模糊，或许不能归因于某一特定的临床疾病，因为它们通常是多种情况共同作用的结果。最后，与年轻患者相比，老年患者对可能的而不可兼得的诊疗结局和康复目标（如缓解痛苦症状、增加舒适度、改善生理功能或认知功能、提高生存率）的偏好和优先级截然不同。

由于这些原因，在传统的医学评估方法之外，一种涉及多学科且更全面的评估方法CGA已经出现。它是一种全方位多角度的诊断方法，旨在识别患者的需求、制订个性化的护理计划并改善衰弱老年人的结局。除了提供有关老年患者临床、功能和认知领域的详细数据外，CGA还提供大量非医学领域的宝贵信息，包括经济、社会和环境等多种参数和状况[1]。

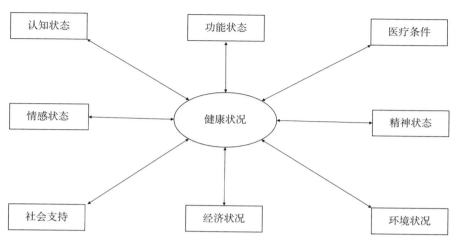

图2.1　老年人健康状况的主要决定因素

尽管在过去40年中已经开发并验证了许多不同的诊疗模式和多元的评估工具，但大多数CGA工具包含的测量维度大同小异，通常分为4个方面。

（1）健康状态：病史、体格检查、实验室检查、疾病清单、疾病特异性的危急值、预防性保健措施。

（2）功能状态：日常生活中的简单和复杂活动情况，以及其他功能评分，如活动能力评估或平衡－跌倒风险评估。

（3）心理健康：主要包括认知和情感状态。

（4）社会环境状况：社交网络、社会支持、周围环境的安全性和完善性，以及环境需求[2, 3]。

2.2　身体健康

老年综合评估不能代替基于患者病史和体格检查的传统临床检查，但是临床医师不应拘泥于标准评估方法，而应重点对老年人中常见的、可能对健康状况产生重大影响的特定疾病进行系统排查（表2.1）。事实上，视力障碍、听力障碍或频繁跌倒之类的问题经常会被忽视，因为除非医师询问，老年患者不会主动报告这些情况。

表2.1   根据CGA领域选择的多维筛查工具

评估领域	评估维度	筛查工具	
		自我报告	基于临床表现
身体健康	视力		斯内伦（Snellen）视力表
	听力	自我报告 筛选问题	耳语测试
		老年人听力障碍清单	听力测试
	共病		累积疾病等级量表
			查尔森（Charlson）共病指数
	多重用药	药物清单	更新的比尔斯（Beers）标准
			STOPP 和 START 标准
	营养状况	主观的全身评估	简易营养评估量表
	平衡能力		SPPB-平衡试验
			起立行走试验
			以行为效能为导向的活动能力评估
功能状态	基础性日常生活活动	卡茨（Katz）功能独立性指数	
	复杂日常生活活动	巴塞尔（Barthel）指数	
	身体活动	罗索-布雷斯劳（Rosow-Breslau）量表	步行速度超过2～6m/s
		Mob-H 量表	体能测试
			简易体能状况量表
			400m 步行实验
			6分钟步行实验

续 表

评估领域	评估维度	筛查工具	
		自我报告	基于临床表现
认知状态	认知功能		简易精神状态检查量表
			蒙特利尔（Montreal）认知评估表
			简易便携式心理状况问卷
			Hodkinson简易精神检测量表
			简易认知评估量表（mini-Cog）
	谵妄	意识错乱评估方法	
		4-AT法	
	情绪	老年抑郁量表	
		汉密尔顿（Hamilton）抑郁评分量表	
		老年焦虑量表（GAI）	
		老年焦虑评分量表（GAS）	

注：SPPB（short physical performance battery），简易机体功能评估。

2.2.1 视力

65岁以上的人群中，1/3的人患有某种形式的视力减退性眼部疾病，这是因为老花眼、白内障、黄斑变性、青光眼和糖尿病性视网膜病都随着年龄的增长而变得更加普遍[4]。但是，许多患者没有报告视力减退的症状，他们认为这是伴随衰老理所当然发生的，或者认为对此无能为力。老年科医师可以通过筛查年龄相关的眼部疾病，最大限度地减轻老年患者的视力减退。完整的视觉功能对于保持功能独立至关重要。比如说，良好的视力是安全驾驶、合理用药和管理财务中不可或缺的部分。在最初筛查视力问题时，询问患者是否配戴眼镜、是否存在影响日常活动的视力问题非常重要。眼科医师可以考虑向患者询问一些问题，如"您在辨认他人面容的时候是否有困难？您看书或看报纸有困难吗？您看电视有困难吗？您的视力会干扰其他活动吗?"若患者给出肯定的答复则应对视力进行进一步评估[5]。筛查视力问题的标准方法是斯内伦视力表:患者站在距离视力表4.5m处,分别用两只单眼(必要时可佩戴眼镜)识别字母。如果视力损伤达到或超过20/50,或者两眼之间相差至少一行,应立即转诊到眼科保健专家。鉴于老年人群视力下降高发,其中许多疾病如果不及时治疗是不可逆的,因此为了保险起见,即使是无症状的患者也应鼓励每年接受一次验光师或眼科医师的眼科检查以筛查相关疾病。

2.2.2　听力

老年性聋是老年人第三常见的慢性疾病,仅次于高血压和关节炎[6]。与视力下降一样,听力下降会显著影响功能状况及参与社交活动的能力。此外,听力障碍患者认知功能下降的风险更高[7]。老年患者在常规的医学评估中通常不会主诉听力下降。因此,医疗照护人员必须筛查患者的听力障碍。应该询问患者是否存在听力障碍。方法是,研究者站在患者身后61cm(2英尺)处,并在堵住患者对侧耳道的同时轻轻耳语3个随机数字或字母[8]。应该询问患者是否有听力障碍。对这个简单问题的肯定回答提示听力障碍的阳性似然比为2.5,所以应建议这些患者接受正规的听力评估。回答"否"的人应进一步行耳语测试,两次测试后仍不能重复所有3个数字的患者也应进行听力测试。另外,经过验证的问卷(如老年人听力障碍量表的筛选版)可以准确识别听力障碍者[9]。

2.2.3　共病和多重用药

共病通常被定义为一个人长期同时有两种或两种以上疾病。研究表明,随着年龄的增加,共病变得越来越普遍。根据英国的一项大型研究,65岁及以上的人中2/3患有多种疾病,47%的人患有3种或3种以上的疾病[10]。尽管该定义适用于流行病学调查和研究,但该定义范围太广,无法在临床实践中使用,并且仅通过计算疾病的数量定义共病可能是不够的。确实,许多人可能合并两种或多种慢性病,从而被认为存在共病,但对于许多人来说,共病给他们的生活带来的问题很少(例如,高血压控制良好和局部关节炎的人）。为了衡量和评估多种疾病的严重程度，文献中出现了许多测量工具，包括严重程度、并发症、治疗和预后的复杂指标，如累积疾病等级量表[11]和查尔森共病指数[12]。但是，这些方法在临床上的应用还存在诸多问题，从而限制了它们在临床上的应用。

对许多人来说，共病很重要，因为它与残疾、生活质量下降、死亡率升高，以及更多的医疗服务（包括急诊入院）有关。此外，共病与多重用药、高治疗负担，以及较高的药物不良事件发生率相关[13]。老年人比其他任何年龄的人都服用更多的药物[14]，尽管药物在降低发病率和死亡率方面起着作用，但药物尤其是多重用药并非没有风险。实际上，与年龄相关的生理改变，包括但不限于肾功能下降、血脑屏障通透性增加以及用药错误，这也可以解释老年患者发生药物不良事件风险较高。严重的药物不良反应可能导致住院治疗、功能下降，并最终增加死亡率[15]。对老年患者的管理和正确用药通常是一项艰巨的任务，需要良好的认知能力。老年人正确用药可能有多种障碍，包括视力障碍、认知功能下降、敏捷度降低和健康认知低下。因此，全面的药物评估和药物调节是老年医学评估和患者安全的基石。

临床医师需要确定患者正在服用什么药物及用法。对于此过程（称为"药物调节"），应收集来自患者、护理人员和病历的多种信息。建立药物清单后，必须评估方案本身的安全性和适当性。不同的验证工具，如更新的Beers标准[16]、STOPP和START标准[17]，可以帮助临床医师确定潜在的不合适的药物和针对特定患者的正确治疗方法。最后，由于药物相互作用的可能性随所服用药物的数量而增加，联合用药时应了解药物之间潜在的相互作用。许多经过验证的软件应用程序可帮助临床医师完成这一重要而艰巨的任务。

2.2.4 营养状况

保持充足的营养需要生理、认知、心理和社会领域的有力支持。这些方面随着衰老而减弱，因此老年人营养不良的风险增加。此外，微量营养素摄入不足在老年人中也更为常见，因为几种与年龄有关的疾病可能使患者容易出现维生素和矿物质缺乏。营养不良会使患者容易出现功能下降、跌倒、骨折、行动不便和各种疾病。因此，营养不良的筛查和评估是CGA的关键部分。

老年人营养评估共有4个特定的组成部分。①使用营养健康检查表来检查营养史。②根据24小时饮食回忆记录患者平常摄入的食物量。③体格检查，尤其要注意与营养不足或过度消耗有关的体征。④选择实验室检查。

许多营养筛查工具可用于营养不良的鉴别[18]。主观全面评估（subjective global assessment，SGA）[19]是美国肠外和肠内营养协会（The American Society for Parenteral and Enteral Nutrition，ASPEN）推荐的一种工具，根据患者的病史和体格检查进行评估。它要求参与者记录体重、饮食摄入、功能能力、胃肠道症状、代谢应激、皮下脂肪丢失、肌肉减少和踝关节/骶部水肿的变化，而不是进行人体测量和生化检查。脂肪和肌肉严重减少、体重持续减轻、6个月内体重减轻10%以上或摄入量明显受限的患者，评分为C（严重营养不良）。在6个月内体重减轻5%～10%、脂肪和肌肉轻度减少、轻度或中度摄入减少或可能没有症状的患者，评分为B（中度营养不良）。最后，如果没有症状、功能障碍或体重减轻，则将患者分类为营养良好（评分A）。它具有操作简单、可重复性好、无需进行任何生物学检测等优点，但由于评估是基于主观印象，因此可能不准确。此外，它可能不适合患有认知功能障碍且没有稳定照护者的老年人。

简易营养评估量表（mini-nutritional assessment，MNA）[20]是一种针对老年人的工具，广泛用于营养风险筛查和营养状况评估。它包括四个领域的18个问题：营养评估、主观评估、人体测量评估和一般评估。总分为30分，得分≥24分表示营养良好，得分17～24分表示存在营养不良的风险，得分<17分表示营养不良。鲁宾斯坦（Rubenstein）在2001年开发、Kaiser等人进一步修订的MNA的简化版本，即简易营养评估简表（MNA-SF）[21]，与MNA高度相关，被广泛用于人群营养状况的筛查。目前，MNA-SF有两个版本：MNA-SF-BMI（体重指数）和MNA-SF-CC（小腿周径）。

最后，作为营养状况评估的一部分，所有患者应进行酒精摄入量评估。老年患者的酒精摄入量通常会下降，但由于多种疾病、药物治疗，以及肝功能和生理的变化，老年患者酒精代谢能力也会发生变化。因此，老年患者可能对酒精的负面影响更为敏感，尤其是在认知功能下降的情况下。

2.2.5   平衡能力

老年人的平衡能力受损通常表现为跌倒和跌倒相关的伤害。大约1/3的社区老年人每年至少跌倒一次，其中许多人多次跌倒[22]。跌倒是老年人慢性残疾的主要原因之一，可导致骨折、软组织损伤、脑损伤、住院治疗和死亡。跌倒风险应通过具体询问患者跌倒的情况，以及测试平衡、步态和下肢力量来评估。有反复跌倒或跌倒受伤史的患者，除步态和平衡评估外，还应接受更详细的评估，包括直立位血压、视力测试和药物检查[23]。

平衡和跌倒风险评估的方法和量表有很多。其中一些很简单，可以在医师办公室进行[24]。平衡可以客观地评估，要求患者分别保持双足并排站立、双足呈半交错站立和双足一前一后站立各10秒[25]。"站-走"测试是指患者从椅子上站起来、走3m、转身、向回走、再坐在椅子上的能力[26]，过程需要20秒以上才能完成测试的患者有跌倒的风险，需要进一步检查。Tinetti步态和平衡仪旨在评估下一年内跌倒的风险[27]。该测试包括观察患者在不使用手臂的情况下从椅子上站起来、走3m、转身、往回走并回到坐姿的情况。首先要求患者完成步态部分，评估者紧跟在老年人身后并评估步态步法和漂移。然后要求患者完成平衡部分，评估者再次站在患者旁边（右前方）。但是，完成此过程需要8～10分钟，并且在医师办公室常规应用的话可能需要更长时间。

2.3   功能状态

功能状态是评估老年人的重要组成部分。患者执行功能任务的能力可以被认为是一项综合指标，或者是与年龄有关的功能障碍和健康状况（包括慢性疾病）的整体影响。此外，在老年患者中，功能状态是重要的预后因素，也是生活质量的重要指标。

为了评估老年人的功能状态，人们提出并使用了多种工具：其中一些属于自我报告的方法；其他是客观方法。自我报告和客观测量工具都可以评估功能障碍的特定步骤；此外，还有更复杂的工具，将功能障碍的多个步骤相关的项目组合在一起[28]。自我报告方法是基于问卷调查，询问人们在自己的环境中如何工作，以便评估个人保持独立的能力。影响这些调查的因素很多：首先，个人理解并正确回答评估者的问题并正确评估自己的能力；其次，个人与环境的相互作用。事实上，不同的环境使评估个人的实际身体能力变得困难。此外，随时间的推移，环境变化可以改变报告的功能障碍水平，而个人的实际机体功能不会发生任何变化。使用自我报告工具，可以在不同级别上评估功能状态：基础性日常生活活动（basic activities of daily living，BADL），工具性日常生活活动（instrumental activities of daily living，IADL）和高级日常生活活动（advanced activities of daily living，AADL），后者很少用于日常临床实践中。

日常生活的基础性活动属于自我照料能力，包括洗澡、移动、穿衣、如厕、梳洗和进食。相反，IADL指的是在社会中独立生活所需的能力，如使用电话、做饭、做家务、吃药、购物、开车和/或使用公共交通工具，以及处理财务。高级日常生活活动为履行社会和社区角色的能力。

Katz功能独立性指数和Barthel指数是BADL评估中最常用的方法[29, 30]。Katz指数是对沐浴、穿衣、如厕、转移、大小便控制和进食6种功能进行打分。每个人的得分取决于在这6种功能中是否具有独立性。6分表示功能完全，4分表示中度损害，2分或更低表示严重功能损害。Barthel指数评估患者在10项活动中的能力（进食、洗澡、梳理、穿衣、大小便控制、如厕、从床移动到椅子、活动和上下楼梯），为每项活动分配不同的权重，总分为100分，分数越高表示功能越好。

劳顿（Lawton）工具性日常生活（IADL）量表是评估独立生活技能的工具[31]。这些技能被认为比日常生活中的基础性活动更为复杂，后者由Katz和Barthel指数来衡量。该工具对于评估一个人目前的功能状况以及评估一段时间后改善或加重情况最有用。劳顿IADL量表评估了8种功能（使用电话、购物、制作食物、家务、洗衣、运输方式、自己用药、财务能力）。对女性进行所有8种功能评分；传统上，对男性评估时不包括制作食品、家务和洗衣。被评估者在该类别中的最高功能水平为其评分。女性得分为0（低功能、依赖性）～8分（高功能、独立性），男性为0～5分。

最近，通过评估生理功能直接观察功能状态引起了人们的兴趣。生理功能的客观评估方法是要求个人完成特定任务并使用预定标准以客观、标准化的方式进行评估的工具，该标准可包括对重复次数或活动时间进行准确计数。开发这些工具是为了解决人们对自我报告方法缺乏准确性的担忧。此外，由于自我报告中存在天花板效应，通常无法区分功能较高的非残疾人的不同功能水平。已经开发出各种客观功能测试以用于不同的临床环境。一般来说，可以根据功能范围对这些工具进行分类，包括上肢和下肢测试。大多数客观指标是功能限制性指标，但它们也可能与功能障碍或实际残疾相关，可用于根据功能级别对个人进行分层。这些工具包括4m或6m步速评估、体能测试[32]和简易机体功能评估（short physical performance battery，SPPB）[25]。这些方法在各种情况下都具有良好的心理测量特征和预测价值。实际上，它们经常用于跨国和跨文化研究中，以获取功能障碍自我报告难以获得的信息。

决定选择使用某一种工具而不是另一种工具的3个主要因素：首先，研究背景；其次，受试者的临床状况；最后，评估的目的。通常，健康（非残疾）人可以进行客观的身体功能测量，如SPPB、单独的步速或400m步行测试或6分钟步行测试。这是发现早期和亚临床功能受限，并更好地对完全独立或轻中度功能障碍的人的未来健康状态进行分层的最佳策略。反之亦然，对于无法进行客观测试的严重残疾患者，自我报告将为医师提供短期和中期管理的合理信息，而客观测量则不会增加预后价值。然而，有人认为，将自我报告信息与基于行为的测量相结合可以提供比单独使用一种方法更精确的预后信息[33]。

2.4 心理健康

2.4.1 认知状态

重度神经认知功能障碍（痴呆）是导致老年人病态、失能和死亡的常见原因；50% ～ 70%的痴呆病例是阿尔茨海默病患者[34]。轻度神经认知功能障碍（轻度认知功能受损）被认为是阿尔茨海默病和其他类型痴呆症的前兆。然而，无论是轻度还是重度神经认知功能障碍都常被忽视，都被当作是正常衰老，而不对其进行探究，从而无法获得接受正确治疗和管理后所能获得的潜在益处，导致患者及其家庭的生活质量受到严重影响，并增加了医疗卫生系统的经济负担[35]。由于这些原因，对认知功能受损进行筛查，筛出的病例数会随着年龄的增加而增多。

在不同的人群和临床机构中，已经发展出很多的筛查工具并进行过验证。最广泛使用的是简易精神状态检查量表（mini-mental state examination，MMSE）。这一量表可以在10 ～ 15分钟内完成评估，时间长短主要取决于患者的合作状况，该量表可以判断认知功能的不同方面，包括定向力、记忆力、注意力、计算力、回忆、语言能力和执行简单指令的能力[36]。MMSE量表的得分为0 ～ 30分，得分在24分及以上者为正常；得分越低，提示认知功能受损越严重。蒙特利尔认知评估表（the montreal cognitive assessment，MoCA）用于评估认知能力的几个方面，包括视觉空间能力、执行功能的多个方面、注意力、专注力、工作记忆和语言能力[37]。与MMSE不同，MoCA包括了一项钟表绘图测试和一项被称为连线测验的功能测试。MMSE和MoCA都相对较短，简单而且可靠，可作为阿尔茨海默病的筛查检测。另外，MoCA量表测量了痴呆中的一个重要组成部分（执行功能），在MMSE中没有测量。即使如此，在大多数临床机构中，两种测试的耗时还是太长了，特别是在急诊病房中。因此，几种耗时较短的筛查工具已经得到验证。此类测试工具的代表包括简易便携式心理状态问卷（short portable mental status questionnaire，SPMSQ）[38]、

Hodkinson简易精神检测量表（Hodkinson abbreviated mental test score, AMTS）[39]和Mini-Cog表[40]。SPMSQ包含10个问题，涉及方位、个人史、远期记忆和计算能力。如果最后得分中3个或更多的问题回答错误，则提示认知功能受损。这一工具紧凑、简洁、易于使用，不需要特殊的材料或专业知识。同样，Hodkinson于1972年提出的AMTS，可以快速评估老年患者的痴呆症可能性，包括涉及方位、远期记忆和计算的10个问题。和SPMSQ差不多，AMTS测试也需要3～5分钟。最高得分为10分，而得分低于7分则提示认知功能障碍。Mini-Cog则是一种用时3分钟的测试工具，可提高对老年人认知功能障碍的检出，经过简短培训，就能在医疗机构和社区机构中得到有效使用。Mini-Cog由两个部分组成：一个是用于检测记忆力的3项回忆测试和一个简单计分的钟表绘图测试。

这些简易测试量表，都没有能通过验证，尚不能用于谵妄的诊断。对于住院患者，必须在入院时进行认知功能评估，并在住院期间定期评估，这是因为住院的老年急性疾病患者是谵妄发生的高危人群。因此，应根据相对于基线的变化和临床场景解释异常的发现。有多种经过证实有效的检测工具，包括但不限于以下方法：意识错乱评估方法[41]和4-AT法[42]①可以帮助医师发现伴有认知功能受损的患者发生的谵妄。

2.4.2　情绪

与年轻人相比，老年严重抑郁症相对少见，但是一些复杂的情绪和心理问题可以严重影响老年人，从而影响一些临床疾病的发生、发展和临床过程。虽然抑郁症状的存在与一些功能受限、认知功能障碍和共病增加有关，但是抑郁症状本身经常被忽视，因为老年患者可能不会有相应的主诉，或者这些症状被认为是认知功能障碍所致，或者仅被认为是正常衰老。老年抑郁量表（geriatric depression scale, GDS）[43]是一个包括有30项自我报告评估的量表，专门用于识别老年人口中的抑郁症状。GDS的两个简化

---

①　译者注：4-AT是一种简洁的、耗时少于2分钟的谵妄评估方法，4个参考方面包括警觉性、简化精神状态检测4（AMT4）、注意力、精神状态或病情的急剧变化；对于谵妄的诊断，由老年科医师实施，具有90%的灵敏度和84%的特异度。

版本即GDS-15和GDS-5（分别被简化为15项和5项的老年抑郁评估）已经被制订并通过了验证。对GDS的问题都是用"是"或"否"来回答，用于评估以下状况的程度：抑郁、活动能力下降、易怒、孤独、痛苦想法，以及关于过去、现在、未来的负面评估倾向。

流行病学研究中心抑郁量表（center for epidemiologic studies depression scale，CES-D）[44] 是一份简短的自我报告问卷，包含20项内容，反映抑郁状态中抑郁情绪的严重程度、罪恶感和无价值感、无助感和无望感、智能下降、食欲不振和睡眠障碍，用4分法对近1周特定症状的发生频率进行评分，如果得分≥16分则认为是CES-D抑郁，分数越高表示越严重。Hamilton抑郁评分量表（Hamilton rating scale for depression，HRSD）[45] 是用于提示抑郁症诊断的多项目问卷，是最经典且使用最广泛的量表，通过调查情绪、罪恶感、自杀意念、失眠、烦躁或迟钝、焦虑、体重减轻和躯体症状，来评估成人抑郁症的严重程度和变化。得分在0 ～ 7分被认为是正常的；20分或更高的分数表示中度、重度或非常重度的抑郁症，而且通常是进入临床试验所必需的。

焦虑症，是一种以感到紧张、有担忧念头和出现生理变化为特征的疾病状态，在老年人中经常漏诊或得不到充分治疗。焦虑评估的重要性将会进一步加强，因为数据表明，焦虑症在年长的残疾成人中很常见，并且是残疾进展、认知功能能力下降和疗养院安置的重要预测指标。一些因素会使焦虑的识别和治疗复杂化，包括伴随的内科疾病、合并抑郁、对认知功能障碍的忽略和对老年人的歧视。尽管从临床对照试验获得的老年人焦虑症的数据有限，但是一些数据和临床经验表明，药物治疗对于老年的焦虑患者是安全和有效的。许多工具可以用于筛查，并且有针对老年人专门开发和经验证的工具，如老年焦虑量表（geriatric anxiety inventory，GAI）[46] 或老年焦虑评分量表（geriatric anxiety scale，GAS）[47]，通过对这些量表的标准化使用，可能会增加焦虑症检出率和改善诊断的精确性。GAI由20个"同意/不同意"项目组成，旨在评估典型的、常见的焦虑症状。使用筛查工具对躯体症状的评估将会受到限制，这是为了最大限度地减少焦虑的常见症状与一般医疗状况之间的混淆。2011年，GAI开发人员创建了一种简短的老年焦虑量表（GAI-SF），经确认具有与GAI相同的有效性和可靠性。此外，由美国精神病学学会（American Psychiatric Association，APA）出版的《精神疾病诊断和统计手册》（DSM）也可用于评估焦虑症。老年焦虑评分量表是一种包含有30项自我报告的评估方法，用于评估老年人的焦虑症状。被测者被要求报告最近1周内经历每种症状的频率，以4分制的Link评分法来衡量，范围从"根本没有"（0）到"一直都是"（4）。值得注意的是，包含10项问题的简化版本（GAS-10）已经可以应用，这一版本具有很强的心理测量特性，可以用于不同老年人群的筛查。

2.5　社会环境适应状态

尽管社会功能似乎算不上医学界需要关注的领域，但它是老年人整体健康状况中至关重要的一部分。有力的社会支持系统的存在通常可以决定患者可以留在家中还是需要安置在专门机构中受照顾。在西方发达国家，社会关系网（配偶、子女和其他亲属）为老年患者提供了大部分护理。例如，由家庭进行的非正式照顾占认知功能受损患者总费用的很大一部分[48]。通过社会支持及早发现问题有助于进行计划和及时将患者转诊到专业机构护理。对社会支持强度的评估，能够获得有价值的信息，来预测患者能够独立生活的时间、保持独立生活时所需的支持力度，以及患者适应环境挑战的能力。社会支持可获得性与环境条件的信息，对于制订老年患者的个性化护理方案是必需的，尤其是对认知功能障碍的患者和/或IADL和BADL失能患者。不过，即使是在相对健康一些的人群中，知道急性疾病的情况下谁可以为患者提供帮助也是很重要的。

在紧急情况下，确定患者会打电话给谁和获得联系信息是非常重要的。当患者无法照料自己时，可以通过患者确信能够照料他们的人来评估该患者的社会支持能力。获得这些信息，可以方便地进行关于医疗代理决策和生命终结选择的讨论，这些是医师评估患者的至关重要因素。患者应当在健康状况较为稳定的情况下考虑这些问题，这样的话他们可以有更多时间进行思考和与家人讨论。理想情况下，患者应提供其医疗代理选择和预先指示的书面文件。

　　老年人由于活动能力与平衡能力下降、存在认知功能障碍等，会面临家庭环境造成身体伤害的风险。CGA团队应当评估家庭中存在的不安全因素。烟雾和一氧化碳探测器可以在威胁生命的紧急情况下提供预警，并且购买和安装相对方便。在家中抽烟可能会引起火灾或烧伤。简单地改变一下家庭环境，包括但不限于安装扶手、使用淋浴座椅和去掉起皱的地毯，就能预防跌倒和由跌倒引发的伤病。

　　评估功能受损的老年人的财务状况很重要。老年患者一般都有资格获得国家福利，具体取决于他们的社会支持和收入。老年患者偶尔还会有其他收益，如长期护理保险，可以帮助支付看护者或看护机构的费用。临床医师在询问患者的经济状况时可能会感到不便，而作为替代方法，可以由护士和福利工作人员来收集这一重要信息。

2.6　结论

　　CGA可以在多种环境中实施，包括医师办公室、医院、家庭和疗养院，并且根据项目类型和治疗强度的不同来进行调整［如医院的老年评估和管理单元、医院老年人急诊照护（acute care for elderly，ACE）单元、医院会诊团队、门诊简短筛查评估项目或加强的居家评估和病例管理项目］。应根据临床环境和具体项目来选择用于评估CGA不同领域的工具，并应根据患者的具体特点进行调整。但是无论在什么样的环境中实施，CGA作为老年护理工作的中心，并作为一种可以通用的交流方式，必须始终包含所有的基本领域。

参 考 文 献

［1］RUBENSTEIN LZ. Comprehensive geriatric assessment：from miracle to reality（J.T.Freeman Award Lecture）［J］. J Gerontol A Biol Med Sci，2004，59A（5）：M473-M477.

［2］ELLIS G，WHITEHEAD MA，ROBINSON D，et al. Comprehensive geriatric assessment for older adults admitted to hospital: meta-analysis of randomised controlled trials [J]. BMJ, 2011, 343: (7832): 1034. doi: 10.1136/bmj.d6553.

[3] PILOTTO A, CELLA A, PILOTTO A, et al. Three decades of comprehensive geriatric assessment: evidence coming from different healthcare settings and specific clinical conditions [J]. J Am Med Dir Assoc, 2017, 18 (2): 192.e1-192.e11.

[4] QUILLEN DA. Common causes of vision loss in elderly patients [J]. Am Fam Physician, 1999, 60 (1): 99-108.

[5] KOSTAS T, PAQUIN A, RUDOLPH JA. Pratical geriatric assessment [J]. Aging Health, 2013, 9: 579-591.

[6] CRUICKSHANKS KJ, WILEY TL, TWEED TS, et al. Prevalence of hearing loss in older adults in beaver dam, Wisconsin. The epidemiology of hearing loss study [J]. Am J Epidemiol, 1998, 148 (9): 879-886.

[7] LIN FR, YAFFE K, XIA J, et al. Hearing loss and cognitive decline in older adults [J]. JAMA Intern Med, 2013, 173 (4): 293-299. doi: 10.1001/jamainternmed.2013.1868.

[8] BAGAI A, THAVENDIRANATHAN P, DETSKY AS. Does this patient have hearing impairment? [J]. JAMA, 2006, 295 (4): 416-428.

[9] MILSTEIN D, WEINSTEIN BE. Hearing screening for older adults using hearing questionnaires [J]. Clin Geriatr, 2007, 15: 21-27.

[10] BARNETT K, MERCER SW, NORBURY M, et al. Epidemiology of multimorbidity and implications for health care, research, and medical education: a cross-sectional study [J]. Lancet, 2012, 380 (9836): 37-43. doi: 10.1016/S0140-6736 (12) 60240-2.

[11] INN BS, LINN MW, GUREL L. Cumulative illness rating scale [J]. J Am Geriatr Soc, 1968, 16 (5): 622-626.

[12] CHARLSON ME, POMPEI P, ALES KL. A new method of classifying prognostic comorbidity in longitudinal studies: development and validation [J]. J Chronic Dis, 1987, 40 (5): 373-383.

[13] CARBONIN P, PAHOR M, BERNABEI R, et al. Is age an independent risk factor of adverse drug reactions in hospitalized medical patients? [J]. J Am Geriatr Soc, 1991, 39 (11): 1093-1099.

[14] KAUFMAN DW, KELLY JP, ROSENBERG L, et al. Recent patterns of medication use in the ambulatory adult population of the United States: the Slone survey [J]. JAMA, 2002, 287 (3): 337-344.

[15] BUDNITZ DS, LOVEGROVE MC, SHEHAB N, et al. Emergency hospitalizations for adverse drug events in older Americans [J]. N Engl J Med, 2011, 365 (21):

2002-2012. doi: 10.1056/NEJMsa1103053.

[16] AMERICAN GERIATRICS SOCIETY. Updated beers criteria for potentially inappropriate medication use in older adults [J]. J Am Geriatr Soc, 2015, 63: 2227-2246. doi: 10.1111/jgs.13702.

[17] GALLAGHER P, RYAN C, BYRNE S, et al. STOPP（Screening Tool of Older Person's Prescriptions）and START（Screening Tool to Alert doctors to RightTreatment）[J]. Consensus validation. Int J Clin Pharmacol Ther, 2008, 46（2）: 72-83.

[18] GREEN SM, WATSON R. Nutritional screening and assessment tools for older adults: literature review [J]. J Adv Nurs, 2006, 54（4）: 477-490.

[19] DETSKY AS, MCLAUGHLIN JR, BAKER JP, et al. What is subjective global assessment of nutritional status? [J]. J Parenter Enteral Nutr, 1987, 11（1）: 8-13.

[20] VELLAS B, GUIGOZ Y, GARRY PJ, et al. The mini nutritional assessment（MNA）and its use in grading the nutritional state of elderly patients [J]. Nutrition, 1999, 15（2）: 116-122.

[21] KAISER MJ, BAUER JM, RAMSCH C, et al. Validation of the mini nutritional assessment short-form（MNA-SF）: a practical tool for identification of nutritional status [J]. J Nutr Health Aging, 2009, 13（9）: 782-788.

[22] TINETTI ME, SPEECHLEY M, GINTER SF. Risk factors for falls among elderly persons living in the community [J]. N Engl J Med, 1988, 319（26）: 1701-1707.

[23] REUBEN DB. Principle of geriatric assessment. //Principles of geriatric medicine and gerontology [M]. 5th edn. New York: McGraw-Hill Professional, 2003: 99-110.

[24] LEE J, GELLER AI, STRASSER DC. Analytical review: focus on fall screening assessments [J]. PM&R, 2013, 5（7）: 609-621. doi: 10.1016/j.pmrj.2013.04.001.

[25] GURALNIK JM, SIMONSICK EM, FERRUCCI L, et al. Short physical performance battery assessing lower extremity function: association with self-reported disability and prediction of mortality and nursing home admission [J]. J Gerontol, 1994, 49（2）: M85-M94.

[26] PODSIADLO D, RICHARDSON S. The timed "up & go": a test of basic functional mobility for frail elderly persons [J]. J Am Geriatr Soc, 1991, 39（2）: 142-148.

[27] TINETTI ME. Performance-oriented assessment of mobility problems in elderly patients [J]. J Am Geriatr Soc, 1986, 34: 119-126.

[28] SAVINO E, VOLPATO S, ZULIANI G, et al. Assessment of mobility status and risk of mobility disability in older persons [J]. Curr Pharm Des, 2014, 20（19）:

3099-3113.

[29] KATZ S, FORD AB, MOSKOWITZ RW, et al. Studies of illness in the aged. The index of ADL: a standardized measures of biological and psychological function [J]. JAMA, 1963, 185: 914-919.

[30] MAHONEY FI, BARTHEL DW. Functional evaluation: the Barthel index [J]. Md State Med J, 1965, 14: 61-65.

[31] LAWTON MP, BRODY EM. Assessment of older people: self-maintaining and instrumental activities of daily living [J]. The Gerontologist, 1969, 9 (3 part 1): 179-186.

[32] REUBEN DB, SIU AL. An objective measure of physical function of elderly outpatients. The physical performance test [J]. J Am Geriatr Soc, 1990, 38 (10): 1105-1112.

[33] REUBEN DB, SEEMAN TE, KEELER E, et al. Refining the categorization of physical functional status: the added value of combining self-reported and performance-based measures [J]. J Gerontol A Biol Sci Med Sci, 2004, 59: 1056-1061.

[34] PLASSMAN BL, LANGA KM, Fisher GG, et al. Prevalence of dementia in the United States: the aging, demographics, and memory study [J]. Neuroepidemiology, 2007, 29 (1-2): 125-132.

[35] THIES W, BLEILER L. Alzheimer's disease facts and figures [J]. Alzheimers Dement, 2011, 7: 208-244.

[36] FOLSTEIN MF, Folstein SE, McHugh PR. "mini-mental state". A practical method for grading the cognitive state of patients for the clinician [J]. J Psychiatr Res, 1975, 12 (3): 189-198.

[37] NASREDDINE ZS, PHILLIPS NA, BEDIRIAN V, et al. The Montreal cognitive assessment, MoCA: a brief screening tool for mild cognitive impairment [J]. J Am Ger Soc, 2005, 53 (4): 695-699.

[38] PFEIFFER E. A short portable mental status questionnaire for the assessment of organic brain deficit in elderly patients [J]. J Am Geriatr Soc, 1975, 23 (10): 433-441.

[39] HODKINSON HM. Evaluation of a mental test score for assessment of mental impairment in the elderly [J]. Age Ageing, 1972, 1 (4): 233-238.

[40] BORSON S, SCANLAN J, BRUSH M, et al. The mini-cog: a cognitive "vital signs" measure for dementia screening in multi-lingual elderly [J]. Int J Geriatr Psychiatry, 2000, 15 (11): 1021-1027.

[41] INOUYE SK, VAN DYCK CH, ALESSI CA, et al. Clarifying confusion: the confusion assessment method. A new method for detection of delirium [J]. Ann

Intern Med，1990，113（12）：941-948.

［42］BELLELLI G，MORANDI A，DAVIS DH，et al. Validation of the 4AT，a new instrument for rapid delirium screening：a study in 234 hospitalised older people［J］. Age Ageing，2014，43（4）：496-502. doi：10.1093/ageing/afu021.

［43］YESAVAGE JA，BRINK TL，ROSE TL，et al. Development and validation of a geriatric depression screening scale：a preliminary report［J］. J Psychiatr Res，1982，17（1）：37-49.

［44］RADLOFF LS. The CES-D scale：a self-report depression scale for research in the general population［J］. Appl Psychol Meas，1977，1（3）：385-401.

［45］HAMILTON M. A rating scale for depression［J］. J Neurol Neurosurg Psychiatry，1960，23（1）：56-62.

［46］PACHANA NA，BYRNE GJ，SIDDLE H，et al. Development and validation of the geriatric anxiety inventory［J］. Int Psychogeriatr，2007，19（1）：103-114.

［47］SEGAL DL，JUNE A，PAYNE M，et al. Development and initial validation of a self-report assessment tool for anxiety among older adults：the geriatric anxiety scale［J］. J Anxiety Disord，2010，24（7）：709-714.

［48］HURD MD，MARTORELL P，DELAVANDE A，et al. Monetary costs of dementia in the United States［J］. N Engl J Med，2013，368：1326-1334.

3 患者、多学科团队及老年综合评估

3.1 介绍

前两章已经定义并描述了老年综合评估（CGA）。第4～14章重点介绍CGA在特定临床场景和服务环境中的应用，越来越多的证据表明CGA可以改善患者的临床结果，并提高服务提供者的效率。老年患者的复杂性与CGA的多维范围相匹配。评估中的详细程度根据临床情况而有所不同。标准化的评估工具通常是以某一个功能为主。选择合适的工具取决于评估目的和工具的测量属性，这些将在本章中进行讨论。

在CGA最全面的应用中，包括制订治疗和护理计划、执行该计划，然后进行后续随访以跟进进度并调整护理计划。用于评估的工具和量表只是该过程的一个组成部分，其他关键要素包括临床团队成员的组成和技能、团队合作的方式，以及合作或病例管理的运行方式。在本章中，将讨论这些方面的一般原理，以补充后面几章中对CGA的详细说明。

3.2 谁需要CGA?

患者各不相同，但理论上，在CGA可以为临床带来的潜在额外获益和参与此复杂过程的可能风险和负担之间，始终能找到平衡点。获益和风险都会因为没有发现的新问题而增加。个体之间的差异也会导致过度医疗的风险。临床医师最适合预测CGA可以带来的差异及其相关的负担，但是，对患者而言，需要证实这些措施的有效性。

CGA是资源密集型的。在所有医疗保健系统中，不可避免地要在CGA的成本、对某些患者的获益，以及对其他医疗成本的影响之间进行权衡。

例如，在初级保健中将CGA作为预防措施的一部分是一项新的成本，但可以预防或改善致残性疾病，并减少后续的专科医疗或社会照护成本。在现有的临床计划中（如老年人择期手术）增加CGA，同样会增加初始费用，但如果可以预防谵妄等并发症，则可能会减少后续费用。

因此，从患者和医疗保健提供者的角度出发，考虑其重要性和合理性是关键。因此，重要的是，根据目的使用正确强度和适当的措施，其中可能包括筛查、发现病例、提供全面护理、监测治疗结果和研究。在评估的广度和深度、可行性和成本以及所用工具和量表的检测性能特征方面，这些目的都有其不同的要求。

在某些情况下，目前的证据可以很好地证明CGA的合理性，但在其他情况下，尚无确定的标准可以很容易地筛选合适的患者。这将取决于患者疾病的复杂程度，还取决于服务提供的类型。

3.3 评估目的

对于个别患者，评估目的如下。

- 在风险相对较低的人群（如初级保健）中识别可能会受益于更详细的评估的老年人。
- 优化对急性医疗事件或伤害的临床反应。
- 在提供多维治疗计划后跟进患者的进展。
- 识别特定临床挑战（如手术或癌症治疗）相关风险，改善患者病情，使这些风险最小化并改善预后。

为了发展和维持良好的临床服务，评估目的如下。

- 描述一组患者的病例组合。
  - 根据所需的资源和技能来设计服务方案。
  - 估算随时间变化的需求。

● 描述研究患者人群，以更好地了解所评估治疗的益处、风险和负担的相关性。

3.4　评估工具

系统性CGA通常采用标准化的评估工具。一般情况下，评估工具旨在识别问题的性质、问题的存在与否，以及感兴趣的问题的大小。有些工具可以进行描述，而另一些工具则可以通过系统评分来量化。

评估工具是CGA的核心，可以通过用途来命名，但是需要警示或提醒。如Lewis Carroll所著的《爱丽丝镜中奇遇记》中Humpty Dumpty和Alice的对话：

> Humpty Dumpty说："当我们用到一个词汇的时候，它只表示我想让它表达的意思，既不增多也不减少。"Alice说："问题是，你是否可以让一个词汇表达出那么多不同的意思。"Humpty Dumpty接着说："这就是我们应该掌握的。"

一个称得上好的工具可以把感兴趣的问题包含进去，使我们可以定义该工具，而不是反过来。工具的质量好坏可以根据不同属性判断出来，如表3.1所示。

表3.1 医疗和社会照料中评估工具的属性

属性		说 明
效度		该工具是否可以完成预期的工作？
—类型	表面效度	它看起来与感兴趣的问题相关吗？
	内容效度	测试项目与标准测试方法的符合程度
	结构效度	测试测量应该测量的属性的程度，以及在适当的相对范围内比例
	预测效度	工具结果是否预测了预期的后续事件？
	同时效度	对于相同的对象，该工具的评估结果是否与可选择的、已经相对成熟的工具的评估结果相匹配？
可靠性		该工具是否给出一致的结果？
—类型	重复测试	在稳定状态下，多次测试时工具是否产生一致的结果？
	不同评估者间	针对相同的现象、相同的对象或类似的案例组合或患者，不同的评估者是否得了相同的结果？
	测试形式	该工具在不同操作方式下，如自我完成、面对面、通过电话和代理人评分，所得出结果是否相同？
	内部一致性	工具中的项目彼此之间是否一致？整个工具各部分之间要有内部一致性
响应性		当出现其他工具能够检测到的明显变化时，本工具是否能够检测到变化？
可行性		可以在预期的实际临床情况下使用它吗？包括资源需求、时间、技能和便利程度
可接受性		受测者的经历是否令人满意？

已经制定附有评估工具清单的共识指南，以评估健康评估工具的质量[1]。表3.1中大多数方面都包括在内，除此之外，还包括跨文化的有效性，并考虑了包含标准误差、最小可检测变化和一致性限制的测量误差。Terwee等[2]描述了基于以上商定标准的分级系统。

3.5 测量和分级

分级旨在衡量所关注问题的"数量"。可以是整个维度，如认知或移动性，也可以是单一方面，如记忆或步态速度。因此，CGA评估阶段的输出信息分为几种类型。

- 是否存在临床症状，如老年综合征或疾病诊断。
- 量表上的分数或级别，如评估功能或障碍并描述功能能力的水平或社会支持或系统的各个方面。
- 根据量表的阈值，是否存在确定的风险水平。

分级方法通常取决于所讨论问题的性质，如表3.2所示。

每种类型的量表都有适合的用途，也有不一定达到最佳用途但也能使用的情况，甚至可以用于不应使用的用途。

可能需要用某种方式得出总分来呈现评估结果。汇总数据与方式有很多种。在一些量表中，如评估日常生活能力（ADL）等级的量表中，"能独立穿衣"、"能完成部分但需要帮助"和"不能穿衣"这几个等级被分别赋予"2、1、0"的分值，使得该穿衣方面的能力可以用相应的分值体现，再与其他日常生活能力的分值汇总。汇总后的分值就是ADL量表中的最终得分，代表被表评估出来的日常生活能力的大致水平。显然，通过各个方面功能/缺陷的单项得分的随意组合可以得到不同的最终得分。因此，即使最终得分相同，也并不能说明个人的情况完全相同。

采用这种方式评估时，在对某方面能力评估的不同等级赋予"2、1、0"分值时，还是会考虑到这方面各项之间和其他方面的隐形加权。因此，"能独立穿衣"和"能独立洗澡"都能被评定为"2"分。不同类型活动中的表现对某方面能力的评级影响如何等效呢？通常来讲，隐形加权并不是武断的，而是经过多重考虑的。考虑周全的情况下，一些量表在评定某些等级时并不会用到某个范围内的所有数字，这样使得量表的各项结果具备一定的均衡性。

表3.2　医疗和社会照料评估工具中使用的分级方法

类型	说　明
分类（名义上）	可能是二分法（是或否、男或女）或具有多个值，或相互排斥（如种族）。为了方便起见，可以使用数字（名义上的分级）来标记类别，但是数值是非客观的，并不意味着相对大小
排序	数字被用作标签，但是这些数字反映了待评估事物的数量不断增加（虽然数值不确定）。例如，数字1～4可以表示以下级别：无痛苦、轻度痛苦、中度痛苦、重度痛苦。每级别数值差异并不表示所评估问题的数量具有一致的差异。例如，得分为4并不意味着是得分为2者两倍的疼痛量。
	通常将分数汇总为均值，但可能会产生误导，因为均值并不表示所测参数数量上的真实平均值
范围	此处的数字彼此之间具有精确的关系。标度的单位变化表示总范围内的恒定差。因此，10℃和20℃之间的差与20℃和30℃之间的差相同。平均值和分布参数（如标准差）是有意义的。但是，并非等同于40℃的温度是20℃的两倍
	范围分级可以应用于连续数据（精确值仅受测量精度限制），也可以应用于离散数据（存在整数，但小数将毫无意义，如兄弟姐妹的数量）
比例	就像范围分级，但有真实的零值，因此将数值加倍的确表示该数量的两倍。例如，20kg是10kg重量的两倍

当将量表放在一起时，加权的理由可能还有没被揭示，甚至对于作者来说也可能不清楚。有几个合理的依据可以证明加权的合理性。

- 主观的重要性归因于代表性的老年人或患者群体的个人ADL活动：在这种情况下，分数越高，在重要活动中的独立性越高。
- 护理人员协助完成活动所需的平均时间：在上面的示例中，较低的分数表示需要更多的护理时间。
- 所需护理时间的平均每日费用：在这种情况下，如一项活动每天都需要帮助，往往会降低分数。
- 能力或失能与生活质量的数字评分的平均量化关联：这可以从对代表性患者组的分数进行统计分析得出，然后评分即可反映平均归因。
- 单个项目对后续事件（结果）的可能性的贡献：如在指定时间段内住院、

濒临死亡或需要机构护理，将通过前瞻性观察研究的统计分析再次得出。

　　从该清单可以看出，这些加权方法之间的不同之处在于所采用的观点不同。每个都是完全合理的，取决于评估的目的。例如，护理提供者可能希望根据可能的资源需求来汇总ADL得分。测试干预措施的临床研究人员可以根据ADL功能变化对生活质量的影响来权衡并选择ADL评估项目。

　　对于量表的常见使用者来说，重要的是意识到隐形加权的存在。尽管它没有明确的解释，但会反映出对日常生活能力或者其他被评估和评分目标的洞察力。一些被广泛应用的综合评估量表会收集很多领域的数据，在得到最终得分的过程中，会进行跨领域的隐形加权。因此，举例来说，运动能力的单项得分会和认知能力的单项得分相加。在制定这类综合评估量表的过程中，制作者需要阐明这种跨领域的加权能够提供给参与者充分表现的机会，使评估结果足够精准，更值得参考，例如，可用于临床预测。接下来就有可能将这些最终得分作为潜在参数，这个评分系统也可能被用于其他参与者或其他目的。概念上来说，这样做可能并不正确，但在实践过程中，许多用于CGA的量表确定已被成功地用于其他目的上。

3.6　选择适当的评估量表

　　上述讨论阐明了在CGA过程中选择评估工具的各种相关因素。表3.3强调了与前面描述的某些目的相关的属性。

表3.3　将评估工具的属性与其使用目的相匹配

使用目的	相关工具属性
初级医疗机构筛查风险	最佳识别（灵敏度/特异度的平衡）部分取决于工具的易用性和可接受性。虽然辨别能力很重要但对变化的反应却不重要。表面效度对健康人群很重要。预测效度很重要，但结构效度不如被更广泛接受的CGA那么重要

续　表

使用目的	相关工具属性
急诊医疗机构优化临床治疗	此处的目的是检测和描述所有问题，尤其是可改变的因素。因此，内容和结构效度很重要，但总体CGA的可预测性不是重点。某些既定范畴可能需要具备响应性以监控进展。如果日常工作人员没有经过专门培训，他们的可靠性就很重要
设计和监控服务实施	随时间推移比较病例组合需要合理的可靠性，但只有对变化有足够的响应性，才能识别出那些需要重新设计或者需要解释临床结局差异的病例
人群研究以了解普遍性	这里的目的是描述性的。CGA工具的效度要求包括那些可能与治疗的获益、风险和负担有关的因素。该工具不要求对变化的响应性，但如果随后需要使用该工具进行临床决策，则可靠性很重要

3.7　临床预测工具

　　CGA的组成部分可用于预测临床预后（预后预测工具）或识别是否存在问题。这可以作为一种筛查工具，从较大的人群中识别那些更有可能已经存在临床问题（如未诊断的疾病）的人群。工具和量表的辨别能力各不相同，如发现确定存在的问题或预测特定的临床结局，以及确保不存在问题或某种临床结局不会发生的能力（特异度）。表3.4列出了用于描述工具属性的术语，图3.1也有加以说明。

　　例如，在CGA预测工具中，为了识别急症住院患者中具有较高风险的老年患者，使他们可以作为专科医师的关注对象，还需要选择最合适的阈值。通常可以通过绘制受试者操作特征（receiver operating characteristic，ROC）曲线来确定灵敏度和特异度的最佳组合。阳性检测结果与临床结局的随机相关性产生的ROC曲线下面积为0.5。完全一致面积为1.0。总的来说，ROC值约为0.8或更高被认为是有临床意义的。

　　临床或流行病学研究中发现的一些令人印象深刻的相关性，如工具中变量的组合与临床结果之间的相关性，不一定使预测工具具有临床实用性。例如，比值比（odds ratio，OR）为3.0不太可能产生有效的临床工具。这个比值比可以是从一系列灵敏度和特异度的值中得出。但举例来说，当有效灵敏度为0.8时，假阳性率可能接近60%[3]。

表3.4 用于描述评估工具性能的术语

	测量属性	说　明
真阳性	TP	该测试可准确识别或预测问题[a]
真阴性	TN	该测试可准确识别或预测没有问题
假阳性	FP	该测试错误地提示问题存在或错误地预测了后续临床结局（Ⅰ类错误）
假阴性	FN	该测试错误地表明了没有问题（Ⅱ类错误）
灵敏度	$TP/(TP+FN)$	被正确识别的真阳性者（有问题或经历预期的临床结局）的比例
特异度	$TN/(FP+TN)$	被准确识别或预测为真阴性者的比例
准确性	$(TP+TN)/$总数	被正确识别或预测的人数占总人数的百分比
阳性预测值	$PPV=TP/(TP+FP)$	准确性
阴性预测值	$NPV=TN/(TN+PN)$	

注：a准确识别问题的存在（如隐匿性疾病）或准确预测后续所关注的结局（如在接下来的12个月内发生不止一次跌倒或出院后12周内再入院）。

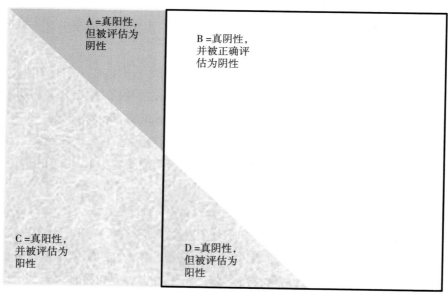

图3.1　根据阳性和阴性的真假来划分一个群体的4个部分

注：所示各部分的相对面积是任意的，但面积大小决定了工具的效度。

作为有效的预测工具，它还必须适用于最初研发所涉及的人群以外的其他人群。这里的关键问题是患病率对预测性的影响。假设灵敏度和特异度相同，被预测的问题越罕见（如隐匿性疾病或特定的临床结局），阴性检测显示无异常的可能性越大，但阳性结果为真正阳性的可能性就越小。因此，不能认为同一工具在一种环境下（如有很多衰弱患者的诊所）的临床效力在另一种环境下（如在总体健康的社区居民中）也会适用。一项研究中观察到的预测价值并不会普遍适用。如表3.5所示，临床预测工具的用途可分为几个阶段。

使用与研发工具相同的数据集，有几种统计方法可用于内部验证预测性的可重复性。外部验证则可以明确可重复性和可推广性，即不同病例组合在多大程度上能产生相同的预测性。工具需要合理的可推广性才能发挥作用。已经开发了用于验证研究中系统评价和荟萃分析的方法，以总结工具在不同背景和人群中的预测性能[4, 5]。PICOTS系统中总结的关键要素如下。

表3.5 临床预测工具的开发和使用阶段

阶段	说 明
概念	定义要解决的临床问题和预测工具的潜在用途
产生过程	利用临床和流行病学的证据和经验来选择假定预测工具的参数
	创建有合适变量的数据集，这些变量较可能产生可行的、有推广性的工具
	统计分析横断面或前瞻性队列研究中观察到的关系，以确定合适的预测界值
	使用统计学方法（如自举法）来测试开发队列中的可重复性
验证	验证使用具有最优界值的工具进行判别，比临床诊疗常规具有更好的预测能力
	在具有代表性的人群中模拟可能出现的结果
	在关系较远的队列中验证判别能力的可重复性，如一个来自不同医院或社区的相似临床病例组
影响评估	测试特定人群（如受过训练的非专科医疗专业人员）使用预测工具是否可以改善决策的制订并带来更好的临床结局或更有效的资源利用。这相当于建立有效性
执行和推广	量身定制用于个体化背景的工具，如果工具的形式发生显著变化或情景组合大不相同，则需要重新测试判别能力。还需要评估可行性和使用方便性

- 人群：确定目标人群。
- 干预：使用的工具（模型）。
- 比较：竞争工具（模型）（如果适用）。
- 结果：用模型验证所关注的结果。
- 时间：预测结果出现的时间。
- 设定：预测/预后工具的预期作用或适用背景。

　　在某些临床情况下，预测本身就是对工具的要求，但是在大多数临床情况下，使用工具的目的是确定特定临床结局出现的可能性，然后对其进行改善。对预测值有影响的某些指标（但很少是全部）可能是可以改变的，因此成为干预的重点。然后可以研究使用预测工具对总体结果的影响。工具的准确性不能保证其对结果的影响！确定有效性的其他因素还包括使用它所需的资源、时间、技能和培训，以及在常规临床实践中的可行性。

3.8　临床团队

　　CGA 在实践中成功与否取决于临床团队成员的构成和技能、团队合作的方式，以及持续进行的协调或病例管理的方法。老年科医师一直处于发展 CGA 的最前线，但是在大多数医疗保健领域，他们是稀缺的资源。此外，其他卫生专业人员在与老年人接触时也变得越来越专业，并为他们带来了更多的知识、技能以及不同的态度，这些都增加了团队的整体能力。

　　例如，用于在初级医疗机构识别风险人群的 CGA 可以由经过充分准备的卫生专业人员，如执业护士，以结构化的方式进行。但是在大多数临床情况下，团队至少包括医师、护士、治疗师和社会工作者。物理治疗师和职业治疗师通常都是 CGA 核心团队的成员。他们之间既有重叠又有明确的专业区分，因此为了资源的有效利用可能会根据患者的临床情况决定他们是否参与其中。据广泛的 CGA 研究发现，进一步评估和/或处理可能需要其他学科的专家参与，最常见的包括营养师、药剂师和心理健康专家（精神科医师或心理学家），有时也需要口腔卫生学家、听力学家、足部矫形师、配镜师或牙医。这些偶尔的参与者可能不具备与年老体弱患者良好配合所需的基本技能，因此，整个医疗保健工作人员的教育和培训是未来的优先发展重点。

患者和那些在提供治疗、支持或维权方面对他们很重要的人组成了更广泛的团队，所以建立合作伙伴关系至关重要。一些老年患者不太能够阐明他们希望其他人扮演的角色，这时就需要敏感、体贴地详尽阐述。在某些情况下，地理位置决定了团队需要在虚拟空间中工作。虽然信息可以很便捷地共享，但没有为团队建设做准备，可能会限制CGA的有效性。

3.9 团队建设与团队合作

该团队的目的是与患者及他们的代理人合作，以实现最佳的临床效果。根据临床团队的判断，通常可以实现最佳结果，但有些患者出于自己的意愿和信仰，可能会选择较次的结果。与患者共同设定目标是制订治疗计划的关键。

团队成员可以是基于那些围绕特定的患者工作的人员，或者更广泛地说，由那些在服务环境中有共同工作目标的人员组成，并不一定是服务于相同的患者。成员之间的相互依赖和协作程度会有所不同，并且会使用各种术语来描述这些差异：多学科团队、跨专业或跨学科团队。

这些术语的使用在国际上并不一致，但是区分合作模式的相关因素如下。

- 可以由不同专业的几个团队成员对患者进行常规评估，或者由一位主导成员（通常是医师）来确定其他成员参与与否。
- 团队成员与患者达成总体目标，或者每个成员分别与患者协商"他们"的特定目标。
- 团队成员共享一些评估过程/工具及其衍生的信息，同时保留基于特定专业知识的工具，或者一个团队成员具有跨专业领域的技能（比该专业所需的基本技能更广泛），能够代表团队完成初始评估（也可能是治疗）。

● 每个团队成员都保留自己的临床记录，或者保存所有团队成员都可以访问和进入的共享临床档案。然而在实践中这通常很麻烦，除非借助于电子档案。

● 团队拥有共享的临床质量监控和审查系统，或者成员仅在自己的专业架构内保留职责和质量管理。

无论信息共享、技能和协作的程度如何，沟通和团队管理对于可持续的团队合作都是必不可少的。以患者为中心的模式至少需要在团队内达成协商一致的目标，以及在团队的整体战略中实现这一目标的共同愿景，并且在实现过程中尊重每位成员所承担的角色。定期召开例会以讨论患者的进展，回顾目标并对治疗计划的修订达成一致，通常是成功团队合作的重要组成部分。

可以通过以下方式评价照护的质量。

● 有效—基于共同目标的最佳结果。
● 效率—对资源的最佳应用。
● 患者在治疗过程中的体验。
● 平等—不论年龄、性别、种族等，满足同等需求的机会平等。
● 及时—在正常的时间进行正常的治疗。

评估很少能够涵盖所有方面，但是对比研究表明，通过跨学科方式的密切合作至少可以提高有效性、效率和患者体验[6]。美国老年医学学会已制定了有关团队工作标准的专业指导[7]，其中包括对团队成员职业能力的描述。

各个健康专业有不同术语和行为方式，并且对如何进行对话有不同的期望。这些差异可能会增强也可能阻碍团队成员的沟通与协作。经验水平上也存在不可避免的差异，可能导致成员之间的层级关系转换成对治疗方法某些方面的过分强调。有经验的领导者可以减少这种缺陷。

为了让具有临床复杂性的年老衰弱患者从CGA获益，通常需要精心安排不经常参与者来提供临床支持。整体模式意味着尊重医疗、功能康复，以及社会和环境改造的不同贡献。

参 考 文 献

［1］MOKKINK LB，TERWEE CB，PATRICK DL，et al. The COSMIN checklist for assessing the methodological quality of studies on measurement properties of health status measurement instruments：an international Delphi stud［J］. Qual Life Res，2010，19（4）：539-549.

［2］TERWEE CB，MOKKINK LB，KNOL DL，et al. Rating the meth-odological quality in systematic reviews of studies on measurement properties：a scoring sys-tem for the COSMIN checklist［J］. Qual Life Res，2012，21（4）：651-657. doi：10.1007/s11136-011-9960-1.

［3］SULLIVAN PEPE M，JANES H，LONGTON G，et al. Limitations of the odds ratio in gauging the performance of a diagnostic，prognostic，or screening marker［J］. Am J Epidemiol，2004，159（9）：882-890. doi：10.1093/aje/kwh101.

［4］DEBRAY TPA，DAMEN JAAG，SNELL KIE，et al. A guide to systematic review and meta-analysis of prediction model performance［J］. BMJ，2017，356（8087）：20. doi：10.1136/bmj.i6460.

［5］MOONS KGM，DE GROOT JAH，BOUWMEESTER W，et al. Critical appraisal and data extraction for systematic reviews of prediction modelling studies：the CHARMS checklist［J］. PLoS Med，2014，11（10）：e1001744. doi：10.1371/journal.pmed.1001744.

［6］KORNER M. Interprofessional teamwork in medical rehabilitation：a comparison of multi-disciplinary and interdisciplinary team approach［J］. Clin Rehabil，2010，24（8）：745-755.

［7］American Geriatrics Society. Care Coordination. Available from：http：//www.american-geriatrics.org/advocacy_public_policy/care_coordination/.2017-04-07.

拓 展 阅 读

［1］DEBRAY TPA，VERGOUWE Y，KPOFFIJBERG H，et al. A new framework to enhance the interpretation of external validation studies of clinical prediction tools［J］. J Clin Epidemiol，2015，68（3）：279-289.

［2］MOKKINK LB，PRINSEN CA，BOUTER LM，et al. The Consensus-based standards for the selection of health measurement instruments（COSMIN）and how to select an outcome measurement instrument［J］. Braz J Phys Ther，2016，20（2）：

105-113. doi: 10.1590/bjpt-rbf.2014.0143.

[3] STEYERBERG EW, MOONS KGM, VAN DER WINDT DA, et al. PROGRESS group. Prognosis research strategy (PROGRESS) 3: prognostic model research [J]. PLoS Med, 2013, 10 (2): e1001381. doi: 10.1371/journal.

4 医院老年综合评估

4.1 介绍

随着老年体弱患者住院率升高，通过CGA有助于识别高危患者。CGA是一个多层面、跨学科的诊断过程，其重点在于评估年老体弱患者的医学状况、心理状态和功能能力，以便制订一个综合而全面的治疗及随访计划[1]。CGA不同于标准的医学评估，它采用跨学科团队及评估量表，关注的是合并有多种复杂问题的衰弱老年人，强调功能状态和生活质量[2]。此外，CGA通常由受过老年医学训练、经验丰富的多学科团队进行，从问题的筛查评估（重点由初级保健/社区卫生工作者对老年人进行筛查），到诊断和治疗。

CGA使用经过验证的测试量表来生成一份健康问题清单，以制订个性化的老年干预计划。大多数CGA通常采用跨学科团队的方法来评估，并应用专业知识以实现共同的目标。

在过去30年中，CGA模式已经在不同的医疗保健环境中不断发展，以满足不同的需求，成为"渐进式"老年护理的基础。不仅包括医院，还包括康复机构、疗养院和社区[3]。在"渐进式"老年护理中，CGA在不同的环境中以不同的强度进行。

4.2 医院中的老年综合评估

表4.1总结了关于在医院中使用CGA的最重要的研究（meta分析和临床研究方面）。

尽管CGA在其他环境中也很重要，但在医院更常用，因为老年科医师在医院可以更容易获得其他卫生专业人员（如护士、心理学家和其他医疗专家）的建议。住院CGA的组织通常分为两种类型。

第一种是由一个独立病房的团队提供多学科建议，被称作老年评估和管理单元（geriatric evaluation and management unit，GEMU）或老年人急诊照护（acute care for elders，ACE）单元。

第二种是一个多学科的小组，评估患者并提出建议，这就是老年住院患者会诊服务（the inpatient geriatric consultation service，IGCS）。

1981年，Rubenstein等人发表了一些基于医院GEMU的观察结果，显示在治疗和康复1年后，CGA改善了一些临床结局[15]，但是这是一个描述性研究。作者随后报告了对来自同一GEMU的123名老年患者进行的一项随机对照试验（randomized controlled trial，RCT），该试验研究证实了上述结果。同时也表明，CGA可以降低死亡率、养老院入住率、再住院率和医疗支出[16]。美国一家私立康复医院的另一个GEMU的RCT也证实了这

表4-1　医院中的老年综合评估（CGA）的主要研究和meta分析

作者/年份	研究类型	人群	CGA干预的作用
Applegate等，1990[4]	随机对照试验	155名失能老年患者	降低养老机构的入住率
Arbaje等，2010[5]	随机对照试验	717名住院患者（≥70岁）	相同的过渡医疗质量，患者对住院护理的满意度提高
Asplund等，2000[6]	随机对照试验	190名老年患者	减少住院时间，减少长期在养老机构生活的需要
Bachmann等，2010[7]	meta分析	17项实验（4780名老年人）	改善功能状况并减少养老机构入住率和死亡率
Baztan等，2009[20]	meta分析	11项研究（均为干预性和观察性研究）	降低功能下降风险，提高出院后居家生活概率，但死亡率无差异
Buurman等，2016[8]	随机对照试验	674名参与者（平均年龄80岁）	在ADL方面，CGA＋过渡护理与单独使用CGA相似，但降低了死亡率
Cohen等，2002[9]	随机对照试验	1388名年龄≥65岁老年患者	生活质量、ADL和功能显著改善
Counsell等，2000[10]	随机对照试验	1531名社区老年人（年龄≥70岁）	降低出院后1年ADL下降率和养老院入住率

续 表

作者/年份	研究类型	人群	CGA干预的作用
Deschodt等，2013[11]	meta分析	12项研究（4546名参与者）	改善短期生存率，但对功能、再入院率或住院时间没有影响
Ekerstad等，2017[12]	随机对照试验	408名年老体弱的老年人（≥75岁）	干预组生活质量改善，3个月死亡率降低
Ellis等，2011[13]	meta分析	22个RCT（10 315名参与者）	生存时间延长，住院率降低
Landefeld等，1995[18]	随机对照试验	651名≥70岁的患者	出院时的功能独立性更高，住院时间更短，花费更低
Nikolaus等，1999[19]	随机对照试验	545名老年急性病患者	改善功能状况，减少初次住院时间，再住院率下降，养老院入住率降低，但生存率无改善
Rubenstein等，1991[1]	meta分析	15个RCT	IGCS患者住院死亡率下降39%，GEMU/ACE单元住院患者的死亡率下降37%
Van Craen等，2010[14]	meta分析	7项研究（4759名患者）	GEMU出院功能下降发生率降低出院后1年再住院率下降

注：GEMU，老年评估和管理单元；RCT，随机对照试验；IGCS，老年住院患者会诊服务；ACE，老年人急诊照护单元；ADL，日常生活活动能力。

一结果[4]。对随后发表的15项随机对照试验的初步meta分析表明，IGCS使住院患者的死亡率降低了39%，GEMU/ACE使住院患者的死亡率降低了37%[1]。在这些研究后，另一篇meta分析（包括28个随机对照试验）证实，在所有CGA项目（GEMU/ACE单元，IGCS）中，患者的死亡率降低了18%，居家随访的可能性增加了25%，认知功能改善的比例增加了41%，再入院风险降低了12%[17]。由于功能改善只对GEMU/ACE单元的患者效果显著，所以GEMU/ACE单元和IGCS计划获益更多[17]。

自这项meta分析发表后，许多基于医院的CGA项目的随机对照试验也陆续报告[6, 9, 10, 12, 18, 19]。在这些随机对照试验中，GEMU/ACE单元的护理与出院时的功能改善、再住院率降低、住院时间和支出减少独立相关[18]，另外，患者、家属和医护的满意度也较高[10]。此外，还对各种基于医院的CGA亚组进行了系统综述和meta分析[7, 11, 14, 20]。其中一个meta

分析特别关注ACE单元，研究结果显示，与一般照护相比，进入ACE单元的患者出院时功能下降的风险更低，并且出院后住在家里的可能性更大[20]。一项对17个随机对照试验的meta分析显示，评估ACE单元和康复单元的亚组，发现住院患者的多学科诊疗与出院后临床结局改善相关，包括更好的功能状态、养老院入住率下降和死亡率下降[7]。另一项meta分析评估了在GEMU出院的亚组，结果显示在出院时功能降低程度及1年内再住院率均降低[14]。

对IGCS的RCTs进行的meta分析发现，IGCS对改善短期生存率有益，但对功能状态、再入院和住院时间没有影响[11]，这也基本证实了先前两个meta分析的结果，针对CGA，IGCS获益有限[13, 17]。因此，IGCS已基本上被废弃。这些meta分析受限于所收集的随机对照试验中干预措施的差异。随后对这些亚组进行了后续的系统回顾和meta分析，包括22个随机对照试验，涵盖6个国家的10 315名参与者，通过机动团队（普通病房设置）或特定病房（GEMU、ACE单元或康复病房）进行CGA，结果发现接受CGA的患者在随访结束时存活率更高，并且能居家生活，养老院入住率更低，死亡率和功能降低程度也有所减少，认知功能也得到改善，特定病房似乎比机动团队单元更有效[13, 17]。

最后，一些CGA项目试图为普通医疗服务的住院老年人重建ACE单元的核心部分，以改善他们的医院治疗和向急性期后环境的过渡[5]。这些以老年病为中心的住院护理模式，由老年科医师和其他接受过老年人护理培训的人员组成，来改善临床结局，如降低住院率和功能降低的风险[20, 21]。但这些单元是否能与ACE单元一样有效尚不知晓。缺乏在照护老年人方面训练有素的护理人员可能会降低该模式的有效性。一项匹配的队列研究表明，机动的老年急诊照护（mobile acute care of the elderly，MACE）服务是一种新的医疗模式，旨在为住院老年人提供专业的跨学科治疗，它可以降低不良事件发生率、缩短住院时间和提高患者满意度[22]。

最近进行的一项随机、对照、单中心干预研究，包括≥75岁的408名衰弱老年人，平均年龄85.7岁。结果表明：被分配到干预组（即基于多学科CGA的医院治疗）的患者与对照组相比，3个月后视力、活动能力、情绪、认知功能障碍和疼痛的发生率降低。此外，与一些早期的meta分析结论相反，CGA护理单元与3个月死亡率降低独立相关，而在医院护理费用方面没有显著差异[12]。

4.3　出院CGA

出 院 CGA/医 院 家 庭 评 估 服 务（hospital home assessment service，HHAS）通常在出院前1～2天发起，目的是缩短住院时间和减少再住院率，并提高出院后的服务协调性。

与住院时相反，针对CGA的RCT发现在出院HHAS计划中获益不一致[17, 23-26]。特别是Stuck等人的meta分析发现[17]，出院后在家中生活的可能性增加，而非死亡或入住照护机构，并且对死亡风险、再入院率或体能和认知功能均没有影响。在对比居家和常规护理中进行院后CGA的RCT中，干预组和对照组之间在降低死亡率、减少再住院率或长期照护方面没有差异[26]。在另一项RCT中，出院24周后的急诊就诊、功能状态、抑郁和患者满意度方面没有差异[25]。通过对有关家庭随访的21项RCT进行系统评价发现，在一些临床研究中再入院率降低，这一趋势可持续长达12个月[24]。对另一项主要涉及不同背景下的老年患者进行的RCT系统评价发现，CGA的许多组成部分都是衔接护理干预措施的一部分，可有效减少再住院率和急诊就诊率[23]。

有趣的是，最近一项涉及674名老年患者的RCT报告称，在出院后6个月，CGA联合过渡期治疗并不比单独的CGA更有效地改善日常生活的平均Katz指数。相反，与单独使用CGA组相比，采用联合过渡期治疗的CGA组中，入院后6个月内的死亡风险显著降低，单独使用CGA组中有些患者需要进行治疗，以避免1/16的死亡率[8]。

4.4　结论

CGA是一个广义概念，用于描述老年患者的健康评估，强调与一般医学评估不同的组成部分和结果。CGA的前提是由一组医疗专业人员对衰弱老年人进行系统的评估，可能会发现很多可干预的健康问题，并能够带来更好的健康结果。

当前的证据表明，医疗保健机构可能会改变CGA计划的有效性。事实证明，在院内进行的CGA，尤其是在专科单元（GEMU/ACE）中，对某些健康结果（包括认知功能障碍、入住照护机构、再入院和死亡风险）始终有益，而在其他情况（如出院后）下，则需要进一步的研究。

参 考 文 献

[1] RUBENSTEIN LZ，STUCK AE，SIU AL，et al. Impacts of geriatric evaluation and management programs on defined outcomes：overview of the evidence [J]. J Am Geriatr Soc，1991，39：8S-16S ＋ discussion 17S-18S. doi：10.1111/j.1532-5415.1991. tb05927.x.

[2] PILOTTO A，CELLA A，PILOTTO A，et al. Three decades of comprehensive geriatric assessment：evidence coming from different healthcare settings and specific clinical conditions [J]. J Am Med Dir Assoc，2017，18（2）：192.e1-192.e11.

[3] RUBENSTEIN LZ. JOSEPH T. Freeman award lecture：comprehensive geriatric assessment：from miracle to reality [J]. J Gerontol A Biol Sci Med Sci，2004，59：473-477.

[4] APPLEGATE WB，MILLER ST，GRANEY MJ，et al. A randomized，controlled trial of a geriatric assessment unit in a community rehabilitation hospital [J]. New Engl J Med，1990，322：1572-1578. doi：10.1056/NEJM199005 313222205.

[5] ARBAJE AI，MARON DD，YU Q，et al. The geriatric floating interdisciplinary transition team [J]. J Am Geriatr Soc，2010，58：364-370. doi：10.1111/j.1532-5415.2009.02682.x.

[6] ASPLUND K，GUSTAFSON Y，JACOBSSON C，et al. Geriatric based versus general wards for older acute medical patients：a randomized comparison of outcomes and use of resources [J]. J Am Geriatr Soc，2000，48：1381-1388.

[7] BACHMANN S，FINGER C，HUSS A，et al. Inpatient rehabilitation specifically designed for geriatric patients：systematic review and meta-analysis of randomised controlled trials [J]. BMJ，2010，340：c1718. doi：10.1136/bmj.c1718.

[8] BUURMAN BM，PARLEVLIET JL，ALLORE HG，et al. Comprehensive geriatric assessment and transitional care in acutely hospitalized patients：the transitional care

bridge randomized clinical trial［J］. JAMA Intern Med，2016，176：302-309. doi：
10.1001/jamainternmed.2015.8042.

［9］ COHEN HJ，FEUSSNER JR，WEINBERGER M，et al. A controlled trial of
inpatient and outpatient geriatric evaluation and management［J］. New Engl J Med，
2002，346：905-912. doi：10.1056/NEJMsa010285.

［10］ COUNSELL SR，HOLDER CM，LIEBENAUER LL，et al. Effects of a
multicomponent intervention on functional outcomes and process of care in hospitalized
older patients：a randomized controlled trial of acute care for elders（ACE）in a
community hospital［J］. J Am Geriatr Soc，2000，48：1572-1581.

［11］ DESCHODT M，FLAMAING J，HAENTJENS P，et al. Impact of geriatric
consultation teams on clinical outcome in acute hospitals：a systematic review and
meta-analysis［J］. BMC Med，2013，11：48-48. doi：10.1186/1741-7015-11-48.

［12］ EKERSTAD N，KARLSON BW，DAHLIN IVANOFF S，et al. Is the acute
care of frail elderly patients in a comprehensive geriatric assessment unit superior to
conventional acute medical care?［J］. Clin Intervent Aging，2017，12：1-9. doi：
10.2147/cia.s124003.

［13］ ELLIS G，WHITEHEAD MA，ROBINSON D，et al. Comprehensive geriatric
assessment for older adults admitted to hospital：meta-analysis of randomised
controlled trials［J］. BMJ，2011，343：1034. doi：http：//dx.doi.org/10.1136/bmj.
d6553.

［14］ VAN CRAEN K，BRAES T，WELLENS N，et al. The effectiveness of inpatient
geriatric evaluation and management units：a systematic review and meta-analysis［J］.
J Am Geriatr Soc，2010，58（1）：83-92. doi：10.1111/j.1532-5415.2009.02621.x.

［15］ RUBENSTEIN LZ，ABRASS IB，KANE RL. Improved care for patients on a new
geriatric evaluation unit［J］. J Am Geriatr Soc，1981，29：531-536.

［16］ RUBENSTEIN LZ，JOSEPHSON KR，WIELAND GD，et al. Effectiveness of a
geriatric evaluation unit. A randomized clinical trial［J］. New Engl J Med，1984，
311：1664-1670. doi：10.1056/NEJM198412273112604.

［17］ STUCK AE，SIU AL，WIELAND GD，et al. Comprehensive geriatric assessment：
a meta-analysis of controlled trials［J］. Lancet（London，England），1993，342：
1032-1036.

［18］ LANDEFELD CS，PALMER RM，KRESEVIC DM，et al. A randomized trial of
care in a hospital medical unit especially designed to improve the functional outcomes
of acutely ill older patients［J］. New Engl J Med，1995，332：1338-1344.

［19］ NIKOLAUS T，SPECHT-LEIBLE N，BACH M，et al. A randomized trial of
comprehensive geriatric assessment and home intervention in the care of hospitalized

patients［J］. Age Ageing, 1999, 28: 543-550.

［20］BAZTAN JJ, SUAREZ-GARCIA FM, Lopez-Arrieta J, et al. Effectiveness of acute geriatric units on functional decline, living at home, and case fatality among older patients admitted to hospital for acute medical disorders: meta-analysis［J］. BMJ, 2009, 338: b50. doi: 10.1136/bmj.b50.

［21］BAKKER FC, ROBBEN SH, OLDE RIKKERT MG. Effects of hospital-wide interventions to improve care for frail older inpatients: a systematic review［J］. BMJ Qual Saf, 2011, 20: 680-691. doi: 10.1136/bmjqs.2010.047183.

［22］HUNG WW, ROSS JS, FARBER J, et al. Evaluation of the mobile acute care of the elderly（MACE）service［J］. JAMA Intern Med, 2013, 173: 990-996. doi: 10.1001/jamainternmed.2013.478.

［23］HESSELINK G, SCHOONHOVEN L, BARACH P, et al. Improving patient handovers from hospital to primary care: a systematic review［J］. Ann InternMed, 2012, 157（6）: 417-428. doi: 10.7326/0003-4819-157-6-201209180-00006.

［24］NAYLOR MD, AIKEN LH, KURTZMAN ET, et al. The care span: the importance of transitional care in achieving health reform［J］. Health Aff, 2011, 30: 746-754. doi: 10.1377/hlthaff.2011.0041.

［25］NAYLOR MD, BROOTEN D, CAMPBELL R, et al. Comprehensive discharge planning and home follow-up of hospitalized elders: a randomized clinical trial［J］. JAMA, 1999, 281: 613-620. doi: 10.1001/jama.281.7.613.

［26］SIU AL, KRAVITZ RL, KEELER E, et al. Postdischarge geriatric assessment of hospitalized frail elderly patients［J］. Arch Intern Med, 1996, 156: 76-81.doi: 10.1001/archinte.1996.00440010094012.

5 长期照护机构和养老院中的老年综合评估

5.1 介绍

CGA被定义为多学科综合评估,其尽可能地发现、描述和解释了老年人的多个问题,并且对老年人的资源和优势进行分类,评估服务需求,同时制订相应的照护计划[1]。

评估团队中包括各种专业医护成员,依各个CGA方案所提供的服务不同而有所不同,团队通常由医师(通常是老年科医师)、护士和社工为核心的团队构成。在合适的情况下,专业医护成员的"扩展"团队即物理训练治疗师、营养师、药剂师、心理医师、牙医、听觉矫正师、足踝医师和验光师可以参与特定的、个性化的CGA方案。这些专业人员通常就职于长期照护机构、养老院或者社区卫生服务中心。

目前,CGA正朝着"虚拟团队"的概念发展,包括成员在需要时予以纳入、在不同位置进行评估,以及通过电话或电子邮件等方式完成团队沟通[2]。不同的医疗机构已经提出了不同的CGA模式,以满足老年人的不同需求。根据"渐进式"老年医学照护的概念,CGA是在不同环境中以不同强度进行的,其内容可能随医疗环境的变化而变化[3]。在本章中,我们考虑了大量CGA方案系统实施的临床研究证据,重点关注长期照护(即康复病房和养老院),分析了在这些场景中应用CGA大体原则所带来的获益。

5.2   长期照护中的CGA

长期照护（long-term care，LTC）是指一系列的服务，这些服务满足无法长期自我照护的慢性病或失能患者的医疗和非医疗需求，可在家里、社区或长期照护机构中获得。这些机构为需要日常生活活动（ADL）帮助的居民或患者提供康复、恢复和/或持续的技术性护理，包括养老院、康复机构、住院保健机构和长期照护医院。LTC通常会提供看护和非技术性的护理，如协助穿衣、辅助进食或如厕等日常生活活动。任何年龄的人都可能需要LTC，只是对于老年人而言，解决与年龄有关的多种慢性疾病的需求更为普遍。

5.3   居民评估工具

居民评估工具（resident assessment instrument，RAI）最低数据集（minimum data set，MDS）[4]于1987年开发并在1991年推出，得到美国政府批准的LTC改革而受到推动，该改革要求所有LTC居民进入机构后要定期进行CGA。建立一个服务于研究人员和临床医师的网络（interRAI网络），以促进和指导使用RAI-MDS工具包对老年人进行综合评估。interRAI网络包括临床数据集、培训手册及算法。利用这个算法生成临床评估草案（clinical assessment protocol，CAP）、量表（包括筛查和严重程度测量）、病例混合测量和质量指标（quality indicator，QI）。1995年，开发了RAI-MDS的修订版本RAI-MDS 2.0，从而产生了400多个数据元素，并提高了可靠性[5]。2005年，跨国财团interRAI发布了针对特定医疗保健环境（interRAI家庭照护、interRAI急症照护、interRAI长期照护、interRAI和缓医疗等）量身定制的interRAI工具组[6]。LTC评估工具的最新版本，interRAI长期照护机构（LTCF）及RAI-MDS 2.0的改编版RAI-MDS 3.0已发布。目前，interRAI LTCF工具尚未得到广泛推行，RAI-MDS 3.0仅在美国实施。

将从LTC居民那里收集的数据汇总起来，生成所提供护理服务的质量指标。一项研究评估了38个慢性护理质量指标，发现了12个有效的质量指标[7]。一项在"真实世界"条件下进行的观察性研究的系统评价，评估了个体质量指标（跌倒、抑郁、未经治疗的抑郁、尿失禁、尿路感染、体重减轻、卧床、约束、压疮和疼痛）的有效性和可靠性，结果并不一致。事实上，这项系统评价揭示了报告中可能出现系统性偏倚，其中一些质量指标可能被低估（疼痛、跌倒和抑郁），而另一些质量指标则可能被高估（尿路感染）[8]。在加拿大的30个城市养老院中，总共有94个护理病房。一项观察性研究表明，在从RAI-MDS 2.0数据得出的压力性损伤、无精神病诊断抗精神病药物使用及疼痛的质量指标计算时，有必要对设施水平和病房水平进行测量[9]。此外，RAI-MDS可以成为针对居民从LTC到社区过渡计划的有用工具。来自首次针对养老院的队列研究年度RAI-MDS评估数据表明，在90天时，大多数居民倾向或支持回归社区，并且许多人的健康和功能状况预示着可回归社区或降低护理需求[10]（表5.1）。但是，在美国4个州进行的RAI-MDS验证研究表明，使用这种基于CGA的工具在LTC中识别住院事件和支付来源的准确性，在各个州之间有所不同，因此，应仔细评估数据的预期用途[11]（表5.1）。在冰岛，一项针对新入养老院的纵向队列研究发现，RAI-MDS 2.0变量中，死亡率的重要预测指标是年龄、性别、准入地点、功能状态、健康稳定度和社会参与度[12]（表5.1）。

最近，由于缺乏对具有和缓医疗需求的养老院居民进行心理评估的CGA研究结果，已实施基于医学研究理事会框架协议，以检查使用interRAI和缓医疗对养老院和缓医疗质量的影响[13]。有趣的是，鉴于养老院居民的口腔健康问题处理不力，诸如RAI-MDS 2.0之类的评估工具似乎对监控和改善口腔保健质量很有用。但是，在加拿大西部30个城市养老院进行的分层随机抽样，收集了13 118名居民资料，其研究数据表明，RAI-MDS 2.0可能低估了口腔/牙齿的问题，并且与已经验证的口腔健康预测指标无关，表明其有效性较差[14]。目前，interRAI LTCF修改后的口腔/牙齿项目对此问题的潜在影响尚不清楚。

表5.1 长期照护（康复科和养老院）中的老年综合评估（CGA）的主要观察研究和系统评价

作者，年份	场所	研究类型	具有一般特征的参与者/试验者数量	CGA干预的作用	评价
Arling等，2010[10]	长期治疗后回归社区	观察性	对24 648例首次入养老院的患者资料进行MDS分析	MDS主要变量包括出院状态、居民的偏好和对回归社区的支持、性别、年龄、婚姻状况、支付来源。主要诊断，认知功能障碍或痴呆，日常生活活动，以及自主大小便能力	在90天时，有64%居民表现出偏好或支持回归社区，且健康和功能条件预测回归社区（40%）或低照护要求（20%）。回归社区干预可以针对入养老院90天后的居民，此时短期居住有风险变为长期居住
Cai等，2011[11]	长期治疗的住院状态	观察性	2003年版MDS、Med-PAR和Medicare标准档案、MAX长期治疗档案，以及美国4个州中MAX个人汇总档案	MDS作为识别住院事件和支付来源的准确性在各个研究州之间有所不同，并应根据数据的预期用途谨慎地评估	针对长期居住养老院者，仅MDS似乎并不是识别支付来源或住院事件理想的资源
Hjaltadóttir等，2011[12]	养老院	观察性	1996—2006年，冰岛有2206名居民入住了养老院	年龄、性别、准入地点、ADL、健康稳定性和参与社交活动的能力是很重要的死亡率预测因子	超过50%的居民在3年内死亡，并且近1/3的居民可能在1年之内需要和缓医疗介入
Hermans等，2014[27]	养老院	系统评价	包括7项研究	interRAI PC涵盖了住院老年护理中和缓医疗途径的所有领域，而McMaster生活质量量表涵盖了9个领域	interRAI PC和McMaster生活质量量表是最全面的CGA，用于评估接受和缓医疗的养老院居民的需求和偏好

续　表

作者，年份	场所	研究类型	具有一般特征的参与者/试验者数量	CGA干预的作用	评价
Abrahamsen 等，2016[28]	住院后入住养老院	观察性	961名老年社区居民（≥70岁），被认为具有康复潜力，无严重认知功能障碍或谵妄	恢复缓慢或较差与Barthel指数和骨科入院诊断的低评分显著相关	应考虑到养老院里中级护理单元中不同患者群体的不同照护途径

注：MDS，最低数据集；MedPAR Medicare，提供者分析和回顾档案；MAX Medicaid，分析摘录；interRAI PC，内部居民和缓医疗评估工具。

5.4　养老院中其他CGA方案

在LTC环境中，尤其是在养老院中，已经提出了许多其他的CGA方案[15]。实际上，很少有老年科医师和合格的医疗主管建议开发基于CGA的快速工具，以增强养老院中初级保健医师辨别和治疗老年综合征的能力。在日本，为克服这个问题，已开发了Kihon指数[16]；而在法国，有Gerontopole筛查工具[17]；在美国，已开发了快速医疗评估（rapid geriatric assessment，RGA），成为Medicare健康检查的一部分[18]。RGA包括用于评估老年综合征的简单筛查工具，以及检查个体的进一步程序[19]。这些筛查工具均已得到广泛验证，并且可免费使用。这些工具包括：用于衰弱的FRAIL[20]；用于肌肉减少症的SARC-F[21]；用于老年厌食的简化营养食欲问卷（simplified nutritional appetite questionnaire，SNAQ）[22]；用于认知功能障碍的快速认知筛查（rapid congnitive screen，RCS）[23]。整个筛查只需要3～4分钟就能完成，并且可以在医师办公室中由行政人员完成。目前，RGA已成功用于1500多位老年人。一些近期的RCT结果表明，简单的锻炼计划和营养干预可以逆转衰弱、肌少症及渐进性认知功能减退[24，25]，这些证据有助于支持快速筛查工具在养老院中广泛使用。

在最近的一篇系统评价中，对CGA用于评估LTC机构中和缓医疗需求及验证养老院居民接受和缓医疗的有效性进行分析，interRAI和缓医疗和

McMaster生活质量量表[26]被认为是最全面的评估工具，可以评估该特定人群的需求和偏好[27]（表5.1）。

5.5 急性疾病住院后入住养老院患者的CGA方案

CGA也可能有助于评估急性疾病住院后在养老院接受中级护理（intermediate care，IC）的老年社区居民患者的康复和预后。在一项前瞻性观察性研究中，康复的经过分为3组：快速康复组（中位IC时间14天后可以回家）、缓慢康复组（需要在IC后再转移到其他养老院，但仍能够在2个月内回家）和康复不良组（要求在IC后转移到其他养老院，并仍留在养老院或在2个月内死亡）[28]（表5.1）。在基于CGA的工具中，恢复缓慢或不良与Barthel指数分数低和骨科疾病入院有关[28]，表明在这种情况下，入院时CGA可能有助于为不同患者选择合适的护理方式。但是，在老年人中，急诊入院后的住院治疗很普遍，但描述却不多，CGA可能有助于表征这一特殊人群。在一项回顾性队列研究中，该研究由100名入住苏格兰一家大型教学医院并出院后进入居家照护的人组成，这些人主要是独居的孤寡女性，明确诊断认知功能障碍或有认知功能障碍的证据[29]。家庭需求、痴呆、行动不便、跌倒风险和行为问题是决定接受家庭护理的最常见原因[29]。

此外，最近还修改了其他经典的CGA工具以用于LTC[30, 31]。实际上，经过改编的CGA——"LTC-CGA"已经进行了修改并经验证，用于LTCF以更好地适应LTC场景，包括记录痴呆症、足部和牙齿护理要求、皮肤完整性、已指定近亲是否合法，以及制订护理目标（例如，是否要进行复苏或是否因急性疾病而转院）[30]。LTC-CGA还包括衰弱测量，这是CSHA临床衰弱量表的重点版本[32]。在加拿大Halifax、Nova Scotia的10个LTCF中，对该工具进行了综合方法研究，回顾了实施LTC-CGA前后的598张居民图表，定性研究结果表明，LTC-CGA可能描述了临床基线健康状况，有助于作出及时与明智的临床决策[30]。

最近，一项研究探索了养老院居民使用两种不同的移动设备，将修改后的MDS 3.0转换到6in（1in＝2.54cm）平板和3.7in移动智能手机平台上，进行自我老年综合评估的能力[31]。参与者均可以使用6in平板完成评估（平均完成率92.9%），只有20%的参与者可以使用3.7in移动智能手机完成评估[31]。这项探索性研究表明，养老院居民可以使用移动设备进行自我CGA以评估其健康状况。

5.6 CGA和养老院的护理质量

几十年来，养老院的护理质量始终是一个挑战，而且一直缺乏持续提高护理质量的策略[33]。国际上的报道大多认为养老院的护理质量欠佳[34]。因此，为提高养老院的护理质量、老年人的生活质量及陪护人员的职业生活质量，研究者设计了一个大型的重点纵向研究计划——"老年人护理研究"（Translating Research in Elder Care，TREC）。这项研究将收集来自加拿大养老院的护理人员和老年人的综合数据[35]。在TREC研究计划中，通过绩效数据反馈来提高养老院护理质量（Improving Nursing Home Care through Feedback On Performance Data，INFORM）是一项为期3.5年的平行、三方、整体随机试验。这项试验目前正在加拿大西部的67家养老院中进行，共203个护理单元。这些护理单元分为3个研究组：1个标准反馈策略组和2个辅助的以目标为导向的反馈策略组[35]。干预对象为护理单元的管理团队，干预措施主要基于与审查和反馈、目标设定、复杂的适应性系统，以及反馈研究结果的实证工作有关的理论和证据。主要结局是包括护理助手在内的正式互动的次数增加（如住院查房或家庭会议）。次要结局：①护理单元环境的其他可修改特征（反馈改善、社会资本、闲暇时间）。②护理助手的工作生活质量（心理授权和工作满意度提高）。③更多使用最佳做法。④基于RAI-MDS 2.0的养老院老年人预后[35]。预后评价分别在基线期、12个月干预期后和干预期后18个月进行。INFORM是第一项系统评估不同策略的有效性并将研究数据反馈给养老院护理单元以提高其性能的研究。这项研究的结果将有助于制定一种实用、可持续、有效和具有良好成本-效益的反馈策略，供管理人员、政策制定者和研究人员日常使用。

参 考 文 献

[1] RUBENSTEIN LZ, JOSEPH T. Freeman award lecture: comprehensive geriatric assessment: from miracle to reality [J]. J Gerontol A Biol Sci Med Sci, 2004, 59: 473-477.

[2] EMERY EE, LAPIDOS S, EISENSTEIN AR, et al. The brighten program: implementation and evaluation of a program to bridge resources of an interdisciplinary geriatric health team via electronic networking [J]. Gerontologist, 2012, 52: 857-865. doi: 10.1093/geront/gns034.

[3] PILOTTO A, CELLA A, PILOTTO A, et al. Three decades of comprehensive geriatric assessment: evidence coming from different healthcare settings and specific clinical conditions [J]. J Am Med Dir Assoc, 2017, 18: 192.e1-192.e11.

[4] MORRIS JN, HAWES C, FRIES BE, et al. Designing the national resident assessment instrument for nursing homes [J]. Gerontologist, 1990, 30: 293-307. doi: 10.1093/geront/30.3.293.

[5] MORRIS JN, NONEMAKER S, MURPHY K, et al. A commitment to change: revision of HCFA's RAI [J]. J Am Geriatr Soc, 1997, 45: 1011-1016. doi: 10.1111/j.1532-5415.1997.tb02974.x.

[6] GRAY LC, BERG K, FRIES BE, et al. Sharing clinical information across care settings: the birth of an integrated assessment system [J]. BMC Health Serv Res, 2009, 9: 71. doi: 10.1186/1472-6963-9-71.

[7] MORRIS JN, MURPHY KM, BERG K, et al. Post-acute care indicators [M]. Cambridge, MA: Abt Associates, Inc., 2002.

[8] HUTCHINSON AM, MILKE DL, MAISEY S, et al. The resident assessment instrumentminimum data set 2.0 quality indicators: a systematic review [J]. BMC Health Serv Res, 2010, 10: 166. doi: 10.1186/1472-6963-10-166.

[9] NORTON PG, MURRAY M, DOUPE MB, et al. Facility versus unit level reporting of quality indicators in nursing homes when performance monitoring is the goal [J]. BMJ Open, 2014, 4 (2): e004488. doi: 10.1136/bmjopen-2013-004488.

[10] ARLING G, KANE RL, COOKE V, et al. Targeting residents for transitions from nursing home to community [J]. Health Serv Res, 2010, 45: 691-711. doi: 10.1111/j.1475-6773.2010.01105.x.

[11] CAI S, MUKAMEL DB, VEAZIE P, et al. Validation of the minimum data set in identifying hospitalization events and payment source [J]. J Am Med Dir Assoc, 2011, 12: 38-43. doi: 10.1016/j.jamda.2010.02.001.

［12］HJALTADÓTTIR I，HALLBERG IR，EKWALL AK，et al．Predicting mortality of residents at admission to nursing home：a longitudinal cohort study［J］．BMC Health Serv Res，2011，11：86．doi：10.1186/1472-6963-11-86 F.Panza et al.55.

［13］HERMANS K，SPRUYTTE N，COHEN J，et al．Informed palliative care in nursing homes through the interRAI palliative care instrument：a study protocol based on the medical research council framework［J］．BMC Geriatr，2014，14：132．doi：10.1186/1471-2318-14-132.

［14］HOBEN M，POSS JW，NORTON PG，et al．Oral/dental items in the resident assessment instrument-minimum data set 2.0 lack validity：results of a retrospective，longitudinal validation study［J］．Popul Health Metr，2016，14：36．doi：10.1186/s12963-016-0108-y.

［15］MESSINGER-RAPPORT BJ，LITTLE MO，MORLEY JE，et al．Clinical update on nursing home medicine：2016［J］．J Am Med Dir Assoc，2016，17：978-993．doi：10.1016/j.jamda.2016.09.004.

［16］KERA T，KAWAI H，YOSHIDA H，et al．Classification of frailty using the Kihon checklist：a cluster analysis of older adults in urban areas［J］．Geriatr Gerontol Int，2017，17：69-77．doi：10.1111/ggi.12676.

［17］VELLAS B．Implementing frailty screening，assessment，and sustained intervention：the experience of the Gerontopole［J］．J Nutr Health Aging，2015，19：673-680．doi：10.1007/s12603-015-0505-0.

［18］MORLEY JE，ABELE P．The medicare annual wellness visit in nursing homes［J］．J Am Med Dir Assoc，2016，17：567-569．doi：10.1016/j.jamda.2016.05.008.

［19］MORLEY JE，ADAMS EV．Rapid geriatric assessment［J］．J Am Med Dir Assoc，2015，16：808-812．doi：10.1016/j.jamda.2015.08.004.

［20］MORLEY JE，MALMSTROM TK，MILLER DK．A simple frailty questionnaire（FRAIL）predicts outcomes in middle aged African Americans［J］．J Nutr Health Aging，2012，16：601-608．doi：10.1007/s12603-012-0084-2.

［21］MALMSTROM TK，MILLER DK，SIMONSICK EM，et al．SARC-F：a symptom score to predict persons with sarcopenia at risk for poor functional outcomes［J］．J Cachexia Sarcopenia Muscle，2016，7：28-36．doi：10.1002/jcsm.12048.

［22］WILSON MM，THOMAS DR，RUBENSTEIN LZ，et al．Appetite assessment：simple appetite questionnaire predicts weight loss in community-dwelling adults and nursing home residents［J］．Am J Clin Nutr，2005，82：1074e1081.

［23］MALMSTROM TK，VOSS VB，CRUZ-OLIVER DM，et al．The rapid cognitive screen（RCS）：a point-of-care screening for dementia and mild cognitive impairment［J］．J Nutr Health Aging，2015，19：741-744．doi：10.1007/s12603-015-0564-2.

[24] NGANDI T, LEHTISALO J, SOLOMON A, et al. A 2 year multidomain intervention of diet, exercise, cognitive training, and vascular risk monitoring versus control to prevent cognitive decline in at-risk elderly people (FINGER): a randomised controlled trial [J]. Lancet,2015,385: 2255-2263. doi: 10.1016/S0140-6736 (15) 60461-60465.

[25] BAUER JM, VERLAAN S, BAUTMANS I, et al. Effects of a vitamin D and leucine-enriched whey protein nutritional supplement on measures of sarcopenia in older adults, the PROVIDE study: a randomized, double-blind, placebo-controlled trial [J]. J Am Med Dir Assoc, 2015, 16: 740-747. doi: 10.1016/j.jamda. 2015.05.021.

[26] STERKENBURG CA, KING B, WOODWARD CA. A reliability and validity study of the McMaster quality of life scale (MQLS) for a palliative population [J]. J Palliat Care, 1996, 12: 18-25. doi: 10.1016/j.jamda.2016.01.019.

[27] HERMANS K, DE ALMEIDA MJ, SPRUYTTE N, et al. A comparative analysis of comprehensive geriatric assessments for nursing home residents receiving palliative care: a systematic review [J]. J Am Med Dir Assoc, 2014, 15: 467-476. doi: 10.1186/1471-2318-14-132.

[28] ABRAHAMSEN JF, HAUGLAND C, NILSEN RM, et al. Three different outcomes in older community-dwelling patients receiving intermediate care in nursing home after acute hospitalization [J]. J Nutr Health Aging, 2016, 20: 446-452. doi: 10.1007/s12603-015-0592-y.

[29] HARRISON JK, GARRIDO AG, RHYNAS SJ, et al. New institutionalisation following acute hospital admission: a retrospective cohort study [J]. Age Ageing, 2017, 46 (2): 238-244. doi: 10.1093/ageing/afw188.

[30] MARSHALL EG, CLARKE BS, VARATHARASAN N, et al. A long-term care-comprehensive geriatric assessment (LTC-CGA) tool: improving care for frail older adults? [J]. Can Geriatr J, 2015, 18: 2-10. doi: 10.5770/cgj.18.122.

[31] HUANG F, CHANG P, HOU IC, et al. Use of a mobile device by nursing home residents for long term care comprehensive geriatric self-assessment: a feasibility study [J]. Comput Inform Nurs, 2015, 33: 28-36. doi: 10.1097/CIN. 0000000000000115 5 Comprehensive Geriatric Assessment in Long-Term Care and Nursing Homes 56.

[32] ROCKWOOD K, SONG X, MACKNIGHT C, et al. A global clinical measure of fitness and frailty in elderly people [J]. CMAJ, 2005, 173: 489-495. doi: 10.1503/cmaj.050051.

[33] RANTZ MJ, ZWYGART-STAUFFACHER M, FLESNER M, et al. Challenges of

using quality improvement methods in nursing homes that "need improvement" ［J］. J Am Med Dir Assoc，2012，13：732-738. doi：10.1016/j.jamda.2012.07.008.

［34］ TOLSON D，ROLLAND Y，ANDRIEU S，et al. International association of gerontology and geriatrics：a global agenda for clinical research and quality of care in nursing homes ［J］. J Am Med Dir Assoc，2011，12：184-189. doi：10.1016/j.jamda.2010.12.013.

［35］ HOBEN M，NORTON PG，GINSBURG LR，et al. Improving nursing home care through feedback on Performance data（INFORM）：protocol for a cluster-randomized trial ［J］. Trials，2017，18：9. doi：10.1186/s13063-016-1748-8.

6 社区和门诊就诊的老年综合评估

6.1 简介和一般特征

在最近的30年中，CGA在老年人诊治的最佳方案中已经占有一定的地位[1]。CGA不但在急性病环境中证据级别很高（参见第4章），而且还是在家庭和社区环境中进行了许多积极的研究。社区中最早的CGA计划于19世纪70年代在英国实施。当时CGA迅速成为英国"先进的老年医疗服务（老年医疗服务的联合体，包括急性病住院治疗、日间病房、康复病房和家庭治疗服务）"的基石[2]。实际上，英国在1989年国家医疗服务体系（National Health Service，NHS）初级保健的政府合同条款中包含了对所有75岁以上的人进行身体和认知功能的年度多维评估，并提供了实施指南。随后，英国开发并推广了有针对性的评估和治疗方法，即以社区护士为主导的老年患者管理，其健康状况可从医院和全科医师的病历中得到。

可以在门诊或家庭访问中进行CGA的患者通常并非重病，也不需要与住院患者（急性病诊治或康复病房）接受一样多的治疗和康复。然而，许多处于"危险中"的老年人生活在社区中，他们的问题很可能被发现得很晚或被低估了。具有超范围病例追查能力的社区定向门诊服务可以比住院服务更早地使这些人受益。

CGA已在许多不同的社区背景下以某种形式进行，并在社区服务中发挥关键作用，如针对患病和残疾成人的长期护理模式[3]和针对体弱残疾老年人的全方位养老服务计划（program of all-inclusive care for the elderly，PACE）[4]。它也可以作为初级医疗机构中标准医学评估的辅助手段来实施。CGA的简易模式（尽管仍涵盖医学、功能、心理和社会领域）由社区卫生专业人员和初级保健人员进行筛查，他们可以根据筛查结果将患者转为老年专科程序，以进行更全面的评估和管理。此外，一些医院的门诊也提供家庭访问式服务，扩大医疗服务范围。

　　更广泛形式的CGA的关注重点是"衰弱"（即易受应激事件影响的人）或残障或两者兼而有之的老年人。自从老年医学问世以来，已经认识到衰弱和残障的老年人是发生不良后果风险最高的人，他们也最有可能从老年医学中受益。几个卫生组织和各种临床研究都试图确定医疗保健的提供方式和具体干预措施，以减轻甚至预防衰弱及其后果。CGA是这种方法的核心，其目标是提高诊断准确性，优化医疗和预后，改善功能和提高生活质量，增加在家居住的可能性，减少不必要的正规服务（尤其是医院和长期护理机构），并建立或改善长期照护管理[5]。CGA的前提是，由一组医疗专业人员对衰弱的老年人进行系统的评估，可以发现各种可治疗的健康问题，并带来更好的健康结果。

　　一般而言，当患者被恰当识别时（如排除了病情太轻或太重的患者），可以获得有关CGA的最佳证据。但是，尚无明确的标准可以轻松识别可能受益于CGA的患者。大多数门诊CGA项目都排除了那些因疾病终末期、严重痴呆、完全功能依赖和必须入住养老院而被认为不合适的患者，也包括那些因为"太健康"而无法受益的老年人，如功能完全正常且没有共病的老年人[5]。一种方法是转诊CGA患者，这些患者在CGA筛查期间被发现在多个方面存在问题。重大疾病（如那些需要住院治疗或需要增加家庭资源才能满足医疗和功能需求的疾病）患者也适合转诊CGA，尤其是需要评估功能状态、跌倒风险、认知问题和情绪障碍。另一种方法是让所有超过一定年龄（如75岁）的患者接受初步筛查，以确定是否需要进行全面的多学科评估[6]，但是个体之间的差异很大，因此，实际年龄并不是一个很好的指标。

　　门诊CGA按照熟知的分类方法，可以分为3种类型[7]：第一类是家庭评估服务（home assessment service，HAS），针对社区居住的老年人提供家庭CGA；第二类是医院家庭评估服务（hospital home assessment service，HHAS），针对刚出院的患者提供家庭CGA；第三类是门诊评估服务（outpatient assessment service，OAS），在门诊背景下提供CGA（包括与初级保健服务相整合的项目）。

6.2 支持HAS/HHAS两种门诊CGA的证据

通常在家中接受评估的老年患者至少要随访1年，而家庭CGA/HAS项目主要侧重于预防而不是康复服务。与出院后CGA/HHAS项目一样，大多数CGA/HAS家庭项目都包括一名接受过老年医学培训的家访护士、一名理疗师、一名社会工作者，以及在适当的时候推荐的专科医师。除了上门拜访外，还应定期进行电话随访[1]。基于多项荟萃分析的大量证据表明，家庭评估在减缓功能下降和降低总体死亡率方面始终有效[7-10]（表6.1）。2000年和2001年发表了两篇关于家庭访问评估研究的系统综述。第一篇综述重点关注研究方法和结果之间的显著差异。文章最终得出结论，目前的证据无法确定对社区老年人进行预防性家访的效果[14]。第二篇系统综述使用常规方法对汇总数据进行荟萃分析，显示家庭访问评估与一般老年人口的死亡率和长期照护（LTC）住院率显著下降有关[8]（表6.1）。

2002年，Stuck等更新了他们先前的荟萃分析[7]，纳入了针对家庭CGA项目的新的随机对照试验（RCT），还进行了meta回归分析以寻找与更大益处相关的项目要素[10]。这篇荟萃分析表明，预防性家访项目似乎可以降低LTC入院的风险，但前提是这些干预措施应基于多维CGA，包括多次随访家访，以及针对死亡风险较低的人群[10]。据此，确定CGA项目需要针对正确的患者亚组。最近，一篇纳入了21个RCT的荟萃分析发现，如果进行临床检查，多维家庭CGA项目可有效减缓功能减退，并降低77岁以下患者的死亡率。但是，家访并不能显著减少养老院的入住率[9]，并且像其他有关家庭CGA的荟萃分析一样，该研究受到纳入研究的异质性的限制（表6.1）。

表6.1 社区和门诊CGA研究的荟萃分析

作者，年份	研究对象和机构	参与者数量或研究的数目	结果	注释
斯塔克等，1993[7]	住院和门诊患者	28项研究，共纳入9871位研究对象	某些类型的CGA对死亡率、居住地点，以及认知和机体功能均有影响。减少约14%的长期死亡率，并且HAS和HHAS对居住地点产生了有益影响	控制医疗建议和延长随访时间的项目可能更有效
尔坎等，2001[8]	社区居民	15项RCT	减少老年人群的死亡率和长期照护费用	随机对照试验分为两种同类型的干预措施（针对普通老年人和衰弱的老年人）
斯塔克等，2002年[10]	社区居民	18项RCT，13 447位研究对象	预防性的家访对养老院入住率、机体功能下降程度和死亡率起决定作用	干预效果取决于后续随访，以及潜在的死亡风险和研究人群的年龄
胡斯等，2008[9]	社区居民	21项RCT	延缓机体功能衰退；降低≤77岁的老年患者的死亡率	养老院入住情况的差异取决于人口因素、项目特征和医疗卫生设施
郭等，2004[11]	门诊患者咨询服务	9项研究，3750位研究对象	门诊CGA对生存率没有益处	差异检验显示RCT研究数据之间具有一致性
贝斯威克等，2008年[12]	社区居民	89项研究，97 984位研究对象	复杂干预与减少养老院入住和降低跌倒风险有相关性	1993年之前开始的研究中获益尤其明显
Lin等，2012[6]	社区居民	70项研究，40 917位研究对象	对ADL和IADL的多因素干预有部分有利影响	研究项目之间的异质性阻碍了结果的推广
梅奥·威尔逊等，2014[13]	社区居民	64项研究，28 642位研究对象	上门家访与死亡率和独立生活有关系	对异质性的分析并未发现与共同获益有关的项目

注：ADL，日常生活活动能力；IADL，工具性日常生活活动能力。

6.3　支持将OAS和CGA项目纳入初级保健中的证据

虽然两项荟萃分析并未显示出门诊CGA的益处[7, 11]，但一些更复杂的CGA项目显示达到项目计划要求并治疗住院风险较高的患者，可以改善患者预后[15, 16]，并且，在另一项研究中，还可以提高生存率[17]。

评估CGA的第一项荟萃分析包括4项随机试验，并未证明从住院治疗、疗养院安置或机体/认知功能方面受益于门诊CGA[7]。但是，在这个分析里的一项研究没能说明CGA提供的建议是否得到实施，而另一项研究包括了预后较差的患者，这可能会限制这些数据的普适性。

随后的一些随机试验显示了OAS的效果。其中一项的结论是，门诊CGA加上干预措施可以改善基层医疗单位的医师和患者对CGA建议的依从性，从而减少了患者患上特定老年病（功能障碍、尿失禁、跌倒或抑郁症状）的风险[15]。在另一项研究中，在有较高医疗保健服务使用风险的人群中，进行6个月的跨学科初级保健，与常规初级保健组相比，在随机分配后的15 ～ 18个月内减少了机体功能的下降、抑郁症的发生和家庭保健服务的使用[18]。

相比之下，在一项大型的老年医学的多维度随机试验中，两组患者分别由老年医学小组或仅由初级保健临床医师进行管理，两组之间在医院住院、其他机构住院或生活质量等方面没有差异[19]。

另外，在对9项评估死亡率的随机对照试验（患者总数为3750人）进行的荟萃分析中，门诊CGA在生存率方面无获益（RR 0.95，95% CI 0.82 ～ 1.12）[11]。异质性检验显示试验数据之间具有一致性（表6.1）。

但是，最新的AGe-FIT研究显示，门诊CGA对死亡率控制有好处。这项对门诊CGA的长期（36个月）研究首次证明了干预措施可延长生存期并减少住院时间，且不会导致支出大幅度地增加；作者认为，这些获益可部分归因于项目通过提供持续的建议（如关于体育活动和营养）和积极的随访（不断更新药物处方以及确保良好的用药依从性来赋予患者权力[17]。

门诊CGA/OAS的一些创新方法涉及专门的团队管理，并且已对较陈旧模式的一些内容进行更新，新组成部分适用于初级保健实践中的项目。在这一领域里，美国和北欧进行的研究得出了不同的结果。这些数据可能已经在初级保健的不同环境中进行了观察，而欧洲的初级保健组织要比在美国更为普及和有效。

美国采用的方法之一是评估和照护老年人的老年医学资源（Geriatric Resources for Assessment and Care of Elders，GRACE）。这涉及由护理从业人员和社会工作者进行的基于家庭的CGA和LTC管理，他们与初级保健医师和跨学科的老年医学团队合作。在一项低收入老年患者的RCT中，与常规护理相比，随机分配给GRACE项目干预的患者具有更好的与健康相关的生活质量，急诊就诊次数更少。此外，在第二年中，具有高住院风险的亚组患者的入院率也较低[20]。

指导性护理（guided care，GC）是初级保健的增强模式。该模式由约翰·霍普金斯大学（Johns Hopkins University）研发，将经过长期护理培训的护士的工作整合到初级医疗护理的活动中，以便为具有多种慢性病和复杂需求的高危患者提供CGA和慢性病护理管理。在一项针对慢性病老年患者的随机试验中，与随机分配给常规护理的患者相比，随机分配给GC的患者在随访8个月内表现出更高的满意度和更少的医疗保健服务使用[18]。然而，在20个月后，GC唯一显示出的总体效果是减少了家庭医疗事件的发生[21]。在健康维护组织（health maintenance organization，HMO）的患者中，该干预措施还减少了患者在护理机构的入院次数和住院天数[21]。

重新设计的实验方法（筛选、结构化的访问记录、授权给办公室工作人员及对社区资源的利用）重点关注特定的老年病条件，以供临床医师或护理人员进行评估和管理。在两项涉及加利福尼亚社区患者的试验中，与随机分配给常规护理的患者相比，随机分配给基于干预措施的患者在跌倒和尿失禁方面的护理质量更高[16]。在一项老年医学实践研究中（加州大学洛杉矶分校老年医学分部），这种共同管理的模式与对照组相比，在痴呆、跌倒和尿失禁方面的护理质量明显改善；在加利福尼亚的基于社区的实践中也出现了类似的情况[22，23]。

部分欧洲国家如英国、丹麦和荷兰，拥有发达的初级医疗保健系统。

2008年，荷兰政府启动了国家老年护理计划（national care for the elderly programme，NCEP）（http：//www.natio-naalprogrammaouderenzorg.nl/english/the-national-care-for-the-edlerly-programme）。这是一个针对具有多种护理需求的老年人的创新医疗项目，旨在促进生理、心理和社交功能健康。的确，荷兰在过去几年中一直非常积极地探索如何将CGA等干预措施纳入初级保健的组织模式中。但是，到目前为止，进展还是比较缓慢。在荷兰南部的12个普通诊所进行的一项随机对照试验中，没有证据证明积极主动的初级保健的有效性（基于量身定制的治疗计划、定期评估及随访的家庭多维度评估和多学科照护）。在关注残疾（主要结果）或其他次要结果（抑郁、社会支持互动、害怕跌倒和社会参与）方面的虚弱的老年人[24]。作者认为，对这些结果的可能解释是参与者过于衰弱、干预方案仅部分实施，以及荷兰相对较高的标准医疗保健水平（与该主动模式无关）。另一项荷兰的随机试验（将70岁或以上的1209名参与者随机分配到含有11项措施的干预组，将1074名参与者随机分配到含有13项措施的对照组），没有证据表明由护士主导的为期1年的个体化多因素干预计划（在家中CGA、个性化的护理计划、后续随访）在预防社区居家老年人的残疾方面比目前的初级护理措施更好[25]；干预的强度相对较低，在全科医师和护士之间寻求正确协作所需的时间，以及荷兰目前初级护理的高质量，可能可以解释该试验结果[25]。同样在荷兰，由4个关键要素（多学科团队会议、主动式护理计划、病例管理和用药复查）组成的近期多维项目（CareWell初级护理），结果显示对预防社区家庭中体弱多病的老年人的不良后果没有任何有益的效果[26]。

英国、加拿大和荷兰最近进行的其他研究发现，多因素干预措施可预防残疾或机体功能下降[27-31]；但是，有一项研究例外，该研究描述了受过高等教育的参与者中护士主导的个性化护理对延迟机体功能衰退的有限影响[32]。

总体而言，这些结果与两项近期对多因素干预的荟萃分析[6，12]和一项预防性上门家访的荟萃分析[13]相一致，即对机体功能下降几乎没有影响（表6.1）。但是，由于目标人群的差异性、干预措施的巨大差异，以及ADL

和IADL测量的差异等因素，应谨慎解释这些结果。

一项荟萃分析表明，1993年之前进行的研究显示，关于身体功能的风险更容易降低。[12]。这意味着从那时起的医疗保健系统可能已得到改善，并将有效的老年人护理原则调整为常规护理。在美国进行的研究还发现，机体功能下降的风险很大程度地降低了，因为与大多数欧洲国家相比，美国对老年人的初级保健欠发达。因此，在没有发达的初级卫生保健体系的国家如美国，采取多因素干预措施预防机体功能下降的潜力可能更大[6]。

6.4　初级保健医师和门诊CGA

基于初级保健的老年人护理模式给全科医师带来了挑战，原因是随之而来的难以处理的多种共病、沟通障碍、时间压力和行政工作负担[33]。

在几个欧洲国家中，包括CGA在内的干预措施是由全科医师充当医疗提供者的主导[19、24、34]，以便为老年人提供连贯、主动、以患者为中心的医疗服务。确实，北欧的初级保健实践在针对社区衰弱老年人的多因素计划中越来越重要。例如，在积极主动的综合保健干预措施（Walcheren综合保健模式）中，全科医师的实践是唯一的切入点，全科医师是医疗服务的协调员[29]。在这方面，van Hout及其同事实施的计划失败的原因可能是缺乏与初级保健实践的整合[35]。

然而，在许多其他国家，初级保健设施不足以应对衰弱或残疾的老年人。改善门诊CGA的关键步骤是了解使用CGA的利益相关者的态度和经验，即患者、医护人员和寻求更好地治疗患者的指导意见的临床医师。由于全科医师还会将患者转诊至门诊咨询CGA并实施CGA计划，因此了解他们的看法至关重要，原因至少有两个：第一，他们是重要的中介者，通过这些中介者可以实施CGA计划。第二，他们还提供了有关门诊CGA咨询项目优缺点及如何加以改进的宝贵见解[36]。

要在基于初级保健的模式中最大化地实现CGA的有效性，需要一种结构合理的方法。该方法包括与患者和全科医师密切接触和跟进，并为全科医师提供老年医学培训，以使他们变得更易接受，并更有能力实施CGA 计划[36]。

6.5 基于多因素CGA的预防社区老年人群机体功能下降的干预措施的研究前景

社区老年人纵向研究[37、38]指出，老年人机体功能下降的危险因素涉及共病、生理和心理-社会健康、自然环境、社会环境、营养和生活方式。50多年前人们就认识到需要基于识别和治疗各种危险因素的预防策略[39]，并且已有报道并审查了许多复杂干预措施的试验。有证据表明收益很小或没有收益并不意味着多因素干预措施是无效的。实际上，由于以下几个原因，无法确定干预措施的效果：研究的异质性，包括如何选择老年人及他们机体功能下降的风险；所评估干预措施的范围广泛和多因素性质；数据的缺失和漏报也导致了无法对人群、干预、结果这些信息进行不同研究间的横向对比[6、13]。

老年人机体功能下降的自然变化的巨大差异要求对"内在能力"和机体功能下降的风险进行更完整、更一致的确定，以便确定具有不同残疾程度的亚组。这可以使研究人员更好地检查计划中的干预措施的有效性[6]。

此外，复杂的干预措施难以进行描述。因此，必须要提高干预措施的一致性和可重复性，方法是更好地报告受试者特征和指标、提供方式、频率、接触时间、持续时间，以及评估和管理人员的详细信息。为了测试模式的一致性或干预成分，需要在相似的人群中，以及在不同的人群和环境中，就有效性和可重复性，进行更多的研究[6、13、40]。

最后，报告的试验结果和结果测量方法存在很大差异。实际上，在衡量社区老年人的整体功能下降方面，显然需要达成共识和标准化。例如，使用ADL、IADL和健康相关的生活质量（health-related quality-of-life，HRQL）工具的作者需要报告所使用的工具量表（评估量表）、预期目的，以及在研究人群中的有效性和灵敏度[6、13]。

未来的研究将极大地受益于使用一套能够集于一体的，并被一致认可的措施（评估量表）或"核心临床结果"，这些措施可以充分地获得针对一定人群的机体功能在临床上有意义的变化（例如，对机体功能的有效性和响应性的测量，这在社区家庭和住院的老年人之间有所不同），获得健康方面的多个维度（如HRQL），并包括常见的医疗保健措施（如急诊科就诊、住院治疗或社会福利机构）[6]。应该为这类研究设立一些标准，这些标准需要考虑设立一系列经充分验证的基于患者表现的测量方式，去弥补患者个人上报的测量结果（存在潜在不足）[40]。例如，步行速度、握力、从椅子上站起来和站着保持平衡等与死亡率相关因素[41]，而握力较差的社区居民则在接下来的10年内有住院风险[42]。

　　这样的一组"核心临床结果"将大大提高综合证据的能力，以促进医疗决策的制定，并可以阐明这些干预措施的成本－效益。

参 考 文 献

［1］PILOTTO A，CELLA A，PILOTTO A，et al. Three decades of comprehensive geriatric assessment：evidence coming from different healthcare settings and specific clinical conditions［J］. J Am Med Dir Assoc，2017，18（2）：192＋e1-192＋e11.

［2］RUBENSTEIN LZ，WIELAND D. Comprehensive geriatric assessment［J］. Annu Rev Gerontol Geriatr，1989，9：145-192.

［3］WAGNER EH，AUSTIN BT，DAVIS C，et al. Improving chronic illness care：translating evidence into action. Health Aff（Millwood），2001，20：64-78.

［4］BODENHEIMER T. Long-term care for the frail elderly people：the on Lok model［J］. N Engl J Med，1999，341：1324-1328.

［5］RUBENSTEIN LZ. An overview of comprehensive geriatric assessment：rationale，history，program models，basic components. //Rubenstein LZ，Wieland D，Bernabei R. Geriatric assessment technology：the state of the art［M］. New York：Springer，1995.

［6］LIN JS，WHITLOCK EP，ECKSTROM E，et al. Challenges in synthesizing and interpreting the evidence from a systematic review of multifactorial interventions to prevent functional decline in older adults［J］. J Am Geriat Soc，2012，60（11）：2157-2166.

［7］STUCK AE，SIU AL，WIELAND GD，et al. Comprehensive geriatric assessment：a meta-analysis of controlled trials［J］. Lancet，1993，342（8878）：1032.

［8］ELKAN R，KENDRICK D，DEWEY M，et al. Effectiveness of home based support for older people：systematic review and metaanalysis［J］. BMJ，2001，323：719-725.

［9］HUSS A，STUCK AE，RUBENSTEIN LZ，et al. Multidimensional preventive home visit programs for community-dwelling older adults：a systematic review and meta-analysis of randomized controlled trials［J］. J Gerontol Ser A Biol Sci Med Sci，2008，63：298-307.

［10］STUCK AE，EGGER M，HAMMER A，et al. Home visits to prevent nursing home admission and functional decline in elderly people：systematic review and metaregression analysis［J］. JAMA，2002，287：1022-1028. doi：10.1001/jama.287.8.1022.

［11］KUO HK，SCANDRETT KG，DAVE J，et al. The influence of outpatient comprehensive geriatric assessment on survival：a meta-analysis［J］. Arch Gerontol Geriatr，2004，39（3）：245.

［12］BESWICK AD，REES K，DIEPPE P，et al. Complex interventions to improve physical function and maintain independent living in elderly people：a systematic review and meta-analysis［J］. Lancet，2008，371（9614）：725-735.

［13］MAYO-WILSON E，GRANT S，BURTON J，et al. Preventive home visits for mortality，morbidity，and institutionalization in older adults：a systematic review and meta-analysis［J］. PLoS One，2014，9（3）：e89257.

［14］VAN HAASTREGT JC，DIEDERIKS JP，VAN ROSSUM E，et al. Effects of preventive home visits to elderly people living in the community：systematic review［J］. BMJ，2000，320：754-758.

［15］REUBEN DB，FRANK JC，HIRSCH SH，et al. A randomized clinical trial of outpatient comprehensive geriatric assessment coupled with an intervention to increase adherence to recommendations［J］. J Am Geriatr Soc，1999，47：269 A. Cella 67.

［16］WENGER NS，ROTH CP，SHEKELLE PG，et al. A practice-based intervention to improve primary care for falls，urinary incontinence，and dementia［J］. J Am Geriatr Soc，2009，57（3）：547.

［17］EKDAHL AW，ALWIN J，ECKERBLAD J，et al. Long-term evaluation of the ambulatory geriatric assessment：a frailty intervention trial（AGe-FIT）：clinical outcomes and total costs after 36 months［J］. J Am Med Dir Assoc，2016，17（3）：263-268.

［18］BOULT C，BOULT LB，MORISHITA L，et al. A randomized clinical trial of outpatient geriatric evaluation and management［J］. J Am Geriatr Soc，2001，49

（4）：351.

［19］FLETCHER AE，PRICE GM，NG ES，et al. Population-based multidimensional assessment of older people in UK general practice：a cluster-randomised factorial trial ［J］. Lancet，2004，364（9446）：1667.

［20］COUNSELL SR，CALLAHAN CM，CLARK DO，et al. Geriatric care management for low-income seniors：a randomized controlled trial ［J］. JAMA，2007，298：2623−2633. doi：10.1001/jama.298.22.2623.

［21］BOULT C，REIDER L，LEFF B，et al. The effect of guided care teams on the use of health services：results from a cluster-randomized controlled trial ［J］. Arch Intern Med，2011，171：460−466.

［22］GANZ DA，KORETZ BK，BAIL JK，et al. Nurse practitioner comanagement for patients in an academic geriatric practice ［J］. Am J Manag Care，2010，16（12）：e343-e355.

［23］REUBEN DB，GANZ DA，ROTH CP，et al. Effect of nurse practitioner comanagement on the care of geriatric conditions ［J］. J Am Geriatr Soc，2013，61（6）：857−867.

［24］METZELTHIN SF，VAN ROSSUM E，DE WITTE LP，et al. Effectiveness of interdisciplinary primary care approach to reduce disability in community dwelling frail older people：cluster randomised controlled trial ［J］. Br Med J，2013，347：f5264.

［25］SUIJKER JJ，VAN RIJN M，BUURMAN BM，et al. Effects of nurse-led multifactorial care to prevent disability in community-living older people：cluster randomized trial ［J］. PLoS One，2016，11（7）：e0158714.

［26］RUIKES FG，ZUIDEMA SU，AKKERMANS RP，et al. Multicomponent program to reduce functional decline in frail elderly people：a cluster controlled trial ［J］. J Am Board Fam Med，2016，29（2）：209−217.

［27］BLOM J，DEN ELZEN W，VAN HOUWELINGEN AH，et al. Effectiveness and cost-effectiveness of a proactive，goal-oriented，integrated care model in general practice for older people. A cluster randomised controlled trial：integrated systematic care for older people-the ISCOPE study ［J］. Age Ageing，2016，45（1）：30−41.

［28］HOOGENDIJK EO，VAN DER HORST HE，VAN DE VEN PM，et al. Effectiveness of a geriatric care model for frail older adults in primary care：results from a stepped wedge cluster randomized trial ［J］. Eur J Intern Med，2015，28：43−51.

［29］LOOMAN WM，FABBRICOTTI IN，DE KUYPER R，et al. The effects of a proactive integrated care intervention for frail community-dwelling older people：a quasi-experimental study with the GP-practice as single entry point ［J］. BMC Geriatr，

2016, 16（1）: 43.

[30] PLOEG J, BRAZIL K, HUTCHISON B, et al. Effect of preventive primary care outreach on health related quality of life among older adults at risk of functional decline: randomized controlled trial [J]. BMJ, 2010, 340: c1480.

[31] STIJNEN MMN, JANSEN MW, DUIMEL-PEETERS IG, et al. Nurse-led home visitation programme to improve health-related quality of life and reduce disability among potentially frail community-dwelling older people in general practice: a theory-based process evaluation [J]. BMC Fam Pract, 2014, 15: 173.

[32] BLEJENBERG N, DRUBBEL I, SCHUURMANS MJ, et al. Effectiveness of a Proactive Primary Care Program on preserving daily functioning of older people: a cluster randomized controlled trial [J]. J Am Geriatr Soc, 2016, 64（9）: 1779-1788.

[33] ADAMS WL, MCILVAIN HE, LACY NL, et al. Primary care for elderly people: why do doctors find it so hard? [J]. Gerontologist, 2002, 42（6）: 835-842.

[34] VASS M, AVLUND K, HENDRIKSEN C, et al. Preventive home visits to older people in Denmark. Why, how, by whom, and when? [J]. Z Gerontol Geriatr, 2007, 40: 209-216.

[35] VAN HOUT HP, JANSEN AP, VAN MARWIJK HW, et al. Prevention of adverse health trajectories in a vulnerable elderly population through nurse home visits: a randomized controlled trial（ISRCTN05358495）[J]. J Gerontol A Biol Sci Med Sci, 2010, 65（7）: 734-742.

[36] CHEN P, STEINMAN MA. Perception of primary care physicians on the impact of comprehensive geriatric assessment: what is the next step? [J]. Isr J Health Policy Res, 2016, 5: 46.

[37] AYIS S, GOOBERMAN-HILL R, BOWLING A, et al. Predicting catastrophic decline in mobility among older people [J]. Age Ageing, 2006, 35: 382-387.

[38] STUCK AE, WALTHERT JM, NIKOLAUS T, et al. Risk factors for functional status decline in community-living elderly people: a systematic literature review [J]. Soc Sci Med, 1999, 48: 445-469.

[39] WILLIAMSON J, STOKOE I, GRAY S, et al. Old people at home. Their unreported needs [J]. Lancet, 1964, 1（7343）: 1117-1120.

[40] FERRUCCI L, GURALNIK JM, STUDENSKI S, et al. Designing randomized, controlled trials aimed at preventing or delaying functional decline and disability in frail, older persons: a consensus report [J]. J Am Geriatr Soc, 2004, 52: 625-634.

[41] COOPER R, KUH D, HARDY R, et al. Objectively measured physical capability

levels and mortality: systematic review and meta-analysis [J]. BMJ, 2010, 341: c4467.

[42] SIMMONDS SJ, SYDDALL HE, WESTBURY LD, et al. Grip strength among community-dwelling older people predicts hospital admission during the fol-lowing decade [J]. Age Ageing, 2015, 44 (6): 954−959.

7 老年综合评估和个性化医学

7.1 介绍

个性化医学在多种疾病的筛查、诊断、预后、治疗和监测等方面取得了重大进展。然而，共病、多种药物并用和个体化差异对治疗效果的混杂影响使个性化医学在老年人群中的适用性成为问题。此外，对于功能状态差和预期寿命有限的老年体弱患者来说，基于客观临床参数和生物标志物的疾病特异性终点指标的重要性也值得怀疑。以患者为中心的终点评估，如身体衰弱、独立性和自我健康评估的措施，可能对于优化该类患者的治疗特别有用。但是，这只能通过使用强大且经过验证的工具在临床实践客观地量化以患者为中心的终点来实现。本章讨论在老年患者人群中常规使用个性化医学的问题，在衰弱和残疾背景下评估以患者为中心的终点的重要性，量化老年综合评估（CGA）关键组成部分的可用工具及其在选择和监测该患者组中特定干预措施方面的实用性。这可能会重新定义以患者为中心，它主要基于对身体衰弱、功能状态和生活质量的测量，而不是基于遗传学、细胞或分子因素。

7.2 个性化医学与老年人

个性化医学是医学的前沿发展领域，是基于患者的临床、遗传和基因组特征的信息以提供个性化医疗并改善疾病预后（图7.1）。该方法已成功用于预测特定疾病的风险，如乳腺癌[1]；用于识别疾病亚型，如急性冠脉综合征[2]；用于预测预后，如肾移植[3]；还有预测对药物治疗的反应，如华法林用于治疗血栓栓塞性疾病[4]。

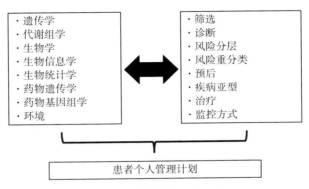

图7.1 个性化医学原理

注：将关键基础学科（左）应用于疾病过程（右），根据患者的细胞、遗传和分子特点生成管理计划。

在个体化医学对疾病状态广泛范围的影响和使用方面有更多证据之前，根据基础的、基本的、分子的和细胞的特征来量身定制医疗方案的概念代表了一种有前景的策略，可以提高治疗效果、降低药物毒性并最终减少全球的公共卫生和疾病负担，以及相关的残疾。但是，一个重要的问题是，是否可以在老年人群中常规使用个性化医学？因为这一人群是主要受急、慢性疾病及其后遗症影响的人群。其中有几个因素可能会降低老年患者个性化医学的适用性和影响（表7.1）。

（1）老年患者通常有多病共患状态，这可能会对相似的终点产生不利影响[5]。例如，在同一患者中并存的2型糖尿病、慢性肾病和类风湿关节炎都可能对血压控制和心血管风险产生不利影响。但是，可用的个性化医学方案仅关注单一疾病状态，而无法考虑共病或特定疾病簇对目标终点的影响。

（2）药物本身也可能对老年人的关键临床终点产生不利影响。例如，已被证明通常用于治疗肌肉骨骼疾病的非甾体抗炎药会增加老年人胃肠道出血和心血管事件的风险，尽管后者的证据不如年轻患者队列那么清楚[6-8]。因此，将它们用作个性化药物治疗方案的一部分时，还应考虑潜在的毒性及与伴随药物的相互作用[9]。

表7.1   限制老年患者常规使用个性化医学的因素

因 素	影 响
共病	特定疾病终点的混杂效应（如保护性、累积性、倍增性效应）
其他药物	对疾病特定终点的直接或间接影响 与个性化医学方案中使用的药物疗法的相互作用 对以患者为中心的终点的直接或间接影响
身体衰弱、生活质量下降和生存受限	对特定疾病终点的影响 对特定疾病终点的直接或间接效应
年老体弱的患者参与临床试验的数量有限	本患者组中个性化医学的有效性与安全性证据有限 超说明书用药

（3）个性化医学以及当前整体临床实践中治疗策略的选择主要基于一些客观指标，如血压、血清胆固醇水平、肿瘤包块、癌症生物标志物和移植排斥率[10]。但是，此类疾病的特定终点并不能解释其他关键的个人特征，如衰弱、功能状态和社会环境[11]。保持独立性以及适当的机体和认知功能对于老年人的健康至关重要[12]。因此，对于生活质量低下且生存受限的衰弱患者，实现特定疾病的终点可能并不代表最重要的目标[13]。

（4）特定药物，如具有抗胆碱能和/或镇静作用的药物也被证明会对非疾病特异性终点产生负面影响，如机体功能、跌倒风险和失去独立性[14-16]。然而，由于其缓慢的发作、进展和与衰老本身的密切关系，识别导致衰弱和体力状态降低的医源性原因会具有挑战性[17]。

老年患者常规使用个性化医学的另一个限制是，几乎没有任何衰弱的老年患者参加临床试验，而临床试验正是有效测试治疗方法功效和毒性的必要步骤。造成这种情况的主要原因包括严格的入组标准、患者前往研究地点后的后勤问题，以及随访评估的强度[18]。然而，将在年轻、更健康的患者中获得的证据转化为体内稳态储备、药代动力学和药效动力学存在显著个体差异的人群是有问题的[19, 20]。该人群中许多药物的超说明书用药和潜在的治疗无效性进一步加剧了这个问题[21]。由于这些原因，迫切需要提供可靠的证据来证明在患有复杂并发症的衰弱老年患者中药物治疗的有效性和安全性。不像与个性化医学一起使用的传统方法，该证据不仅应限于特定疾病的终点，而且应考虑患者的重要特征，如衰弱、功能状态和预期寿命。

7.3 以患者为中心的终点指标

以患者为中心的单独终点指标或与特定疾病的终点指标结合使用可能有助于识别衰弱的老年患者的特定药物治疗效果并开展监测。该指标包括：衰弱程度、健康自评、日常活动能力、平衡能力、疲劳度、恶心、气促、行为表现。

流行病学和观察研究表明，影响不同器官和系统的疾病状态会对终点指标产生负面影响，特别是对健康自评、日常活动能力、行为表现和疲劳度的测量[22]。更重要的是，同时存在2种或2种以上合并疾病使得身体衰弱程度、健康自评和机体状态更差[23]。终点指标一定程度上能确定适当的治疗目标和用药方案。针对一名患有复杂并发症和多重用药的衰弱老年患者的治疗，虽然要考虑到疾病的特定终点指标，但也应基于衰弱程度、健康自评、残疾情况及预期寿命等衡量标准并予以修正[11]。所以，传统上以定性数据为基础的以患者为中心的终点指标的评估，应使用客观、量化的工具进行，以促进在临床实践中的常规使用。

CGA包含可用于评估以患者为中心的终点的多个方面，如机体功能、跌倒风险、认知功能、社会支持、治疗目标和照护偏好[24]。但是，CGA通常基于多学科来评估和讨论患者的衰弱程度和依赖他人的程度。因此，它不能为风险预测和患者分层提供客观、一致和可量化的工具。CGA提供的量化信息将允许在此人群中开发更有效、以患者为中心的管理途径。

7.4 多维预后指标和以患者为中心的终点指标

目前已经开发出许多工具来评估老年人群的衰弱程度和功能状态[25]。然而，它们在现实生活中的适用性和预测能力受到质疑[26]。Pilotto等开发的多维预后指数（multidimensional prognostic index，MPI）[27]基于CGA的8个组成部分，提供了介于0和1之间的可量化评分。

1. 日常生活活动（ADL）
2. 工具性日常生活活动（IADL）
3. 简易便携式心理状况问卷（SPMSQ）
4. 简易营养评估量表（MNA）和简易营养评估简表（MNA-SF）
5. 埃克斯顿－史密斯量表（Exton-Smith scale）
6. 累积指数评分量表（cumulative index rating scale，CIRS）
7. 服用药物总数
8. 社会支持网络

与其他工具相比，MPI具有出色的预测能力和针对不良后果的区分能力，如短期和长期死亡率、住院时间和再入院率[28]。此外，针对MPI进行了研究，以评估药物和非药物干预措施的效果。D'Onofrio等研究了乙酰胆碱酯酶抑制药利凡斯的明单独或与认知刺激相结合对痴呆患者的影响[29]。利凡斯的明与认知刺激的结合导致认知和行为终点的更大改善。同时，总MPI分数也得到了显著改善。这种改善涉及非认知领域，如日常生活活动和营养状态[29]。同样，Pilotto等报道，在抑郁的老年患者中，使用选择性5-羟色胺再摄取抑制药治疗可显着改善总MPI评分，还能改善抑郁症状[30]。MPI总分变化的大小也与更高的治疗反应率相关[30]。

因此，现有证据表明，诸如MPI之类的工具可能会提供有关关键基线特征（如衰弱程度、功能状态、疾病负担、多重用药及预期寿命）的客观和定量信息。该信息不仅可用于针对特定疾病的终点指标，而且可针对以患者为中心的终点指标和潜在的治疗无效性，来调整药物和非药物治疗。例如，对一名年老体弱的慢性心力衰竭患者的治疗旨在改善呼吸困难相关症状并防止入院，以及解决肌肉力量、食欲、抑郁症状和疲劳等问题[31]。尽管多学科团队合作已经被证明可以改善老年期几种常见疾病的管理和结局[31, 32]，但该方法提供了可靠、客观和定量的基准信息，以更好地制订个性化的管理计划。

同时，MPI也可能被重新定位为以患者为中心的"通用"终点指标，以评估治疗的有效性和安全性，尽管这些结果与主要关注的疾病无关，但对患者的整体健康至关重要，如总体幸福感和独立性[13]。此外，在后续工作中对MPI分数的监测也提供了复诊的观察指标，来改变或完善原有的治疗方案。

7.5 以患者为中心的老年医学

在老年人中开发新的疾病管理方法需要哪些步骤？如前所述，年老衰弱的患者应该越来越多地参与上市前和上市后药物试验，以查明在这个不断增长的人群中新药和已普及药物的功效和毒性的早期迹象。纳入此类患者必然需要进行一些研究调整，如不太严格的纳入和排除标准，以及减少后续评估数量[18]。在这些研究中对特定疾病及以患者为中心的终点指标进行评估，将可以更全面地评估特定治疗的益处、风险和潜在的无效性。在这种情况下，以患者为中心的医学成为一个新概念，它将主要基于衰弱和生活质量的衡量标准，而不是基础的遗传、细胞或分子因素。功能强大、易于使用且可量化的工具（如MPI）的可用性为调查此衰弱群体中的这些复杂问题提供了重要的机会。

个性化医学的传统概念可能仍然可以应用，或者和被建议的、经过调整的以患者为中心的医学方法相结合。然而，仍需要大量研究来调查诸如共病、衰弱程度和伴随用药等因素对目标基因和分子靶标的影响。例如，高敏性C反应蛋白（high-sensitivity c-reactive protein，hs-CRP）和脑钠肽（brain natriuretic peptide，BNP）的血清血浆浓度已被提议分别作为高风险心血管疾病和慢性心力衰竭患者的危险分层和对治疗反应的生物标志物[33, 34]。然而，最近的证据也表明，衰弱本身不仅与心血管疾病风险和心力衰竭预后独立相关，而且与hs-CRP和BNP水平相关[35-38]。因此，未来应研究衰弱及其他以患者为中心的终点对个性化医学确定的基因、分子和细胞因子的作用，并检测它们对风险分层、预后和治疗效果的综合影响。

7.6 结论

尽管在对许多疾病状态的筛查、诊断、治疗和监测方面取得了重大进展，但在不断增长的老年患者群体中，尤其是在患有复杂共病、多重用药的衰弱患者中，当前诊治方案的适用性和影响力仍存在明显问题。个性化医学为更加个性化的患者诊治提供了重要启示。但是，它没有考虑到对患者本身健康的影响、对治疗的反应和预后的一系列因素。对疾病特异性和患者特异性领域的全面评估将可以更好地确定对该人群的个性化治疗方案，这一方案将更为有效、更易于耐受和长期坚持。为此，评估个性化医学和以患者为中心的治疗方案的组合使用被认为是未来老年治疗发展的必经之路。

参 考 文 献

[1] MAVADDAT N, ANTONIOU AC, EASTON DF, et al. Genetic susceptibility to breast cancer [J]. Mol Oncol, 2010, 4（3）: 174-191. doi: 10.1016/j.molonc. 2010.04.011.

[2] SABATINE MS, LIU E, MORROW DA, et al. Metabolomic identification of novel biomarkers of myocardial ischemia [J]. Circulation, 2005, 112（25）: 3868-3875. doi: 10.1161/CIRCULATIONAHA.105.569137.

[3] NEWELL KA, ASARE A, KIRK AD, et al. Identification of a B cell signature associated with renal transplant tolerance in humans [J]. J Clin Invest, 2010, 120（6）: 1836-1847. doi: 10.1172/JCI39933.

[4] INTERNATIONAL WARFARIN PHARMACOGENETICS CONSORTIUM, KLEIN TE, ALTMAN RB, et al. Estimation of the warfarin dose with clinical and pharmacogenetic data [J]. N Engl J Med, 2009, 360（8）: 753-764. doi: 10.1056/ NEJMoa0809329.

[5] FABBRI E, ZOLI M, GONZALEZ-FREIRE M, et al. Aging and multimorbidity: new tasks, priorities, and frontiers for integrated gerontological and clinical research [J]. J Am Med Dir Assoc, 2015, 16（8）: 640-647. doi: 10.1016/j.jamda.2015. 03.013.

[6] SOSTRES C, GARGALLO CJ, LANAS A. Nonsteroidal anti-inflammatory drugs

and upper and lower gastrointestinal mucosal damage［J］. Arthritis Res Ther, 2013, 15（Suppl 3）: S3. doi: 10.1186/ar4175.

［7］SINGH BK, HAQUE SE, PILLAI KK. Assessment of nonsteroidal anti-inflammatory druginduced cardiotoxicity［J］. Expert Opin Drug Metab Toxicol, 2014, 10（2）: 143-156. doi: 10.1517/174252 55.2014.856881.

［8］MANGONI AA, WOODMAN RJ, GAGANIS P, et al. Use of non-steroidal anti-inflammatory drugs and risk of incident myocardial infarction and heart failure, and allcause mortality in the Australian veteran community［J］. Br J Clin Pharmacol, 2010, 69（6）: 689-700. doi: 10.1111/j.1365-2125.2010.03627.x.

［9］MOORE N, POLLACK C, BUTKERAIT P. Adverse drug reactions and drug-drug interactions with over-the-counter NSAIDs［J］. Ther Clin Risk Manag, 2015, 11: 1061-1075. doi: 10.2147/TCRM.S79135.

［10］CHAN IS, GINSBURG GS. Personalized medicine: progress and promise［J］. Annu Rev Genomics Hum Genet, 2011, 12: 217-244. doi: 10.1146/annurev-genom-082410-101446.

［11］MA ZS, ABDO Z, FORNEY LJ. Caring about trees in the forest: incorporating frailty in risk analysis for personalized medicine［J］. Per Med, 2011, 8（6）: 681-688. doi: 10.2217/pme.11.72.

［12］QUINE S, MORRELL S. Fear of loss of independence and nursing home admission in older Australians［J］. Health Soc Care Community, 2007, 15（3）: 212-220. doi: 10.1111/j.1365-2524.2006.00675.x.

［13］MANGONI AA, PILOTTO A. New drugs and patient-centred end-points in old age: setting the wheels in motion［J］. Expert Rev Clin Pharmacol, 2016, 9（1）: 81-89. doi: 10.1586/17512433.2016.11 00074.

［14］LOWRY E, WOODMAN RJ, SOIZA RL, et al. Drug burden index, physical function, and adverse outcomes in older hospitalized patients［J］. J Clin Pharmacol, 2012, 52（10）: 1584-1591. doi: 10.1177/0091270011421489.

［15］LOWRY E, WOODMAN RJ, SOIZA RL, et al. Associations between the anticholinergic risk scale score and physical function: potential implications for adverse outcomes in older hospitalized patients［J］. J Am Med Dir Assoc, 2011, 12（8）: 565-572. doi: 10.1016/j.jamda.2011.03.006.

［16］RUXTON K, WOODMAN RJ, MANGONI AA. Drugs with anticholinergic effects and cognitive impairment, falls and all-cause mortality in older adults: a systematic review and metaanalysis［J］. Br J Clin Pharmacol, 2015, 80（2）: 209-220. doi: 10.1111/bcp.12617.

［17］MANGONI AA. Predicting and detecting adverse drug reactions in old age:

challenges and opportunities [J]. Expert Opin Drug Metab Toxicol, 2012, 8 (5):
527-530. doi: 10.1517/17425255.2012.665874.

[18] MANGONI AA, JANSEN PA, JACKSON SH. Under-representation of older adults in pharmacokinetic and pharmacodynamic studies: a solvable problem? [J]. Expert Rev Clin Pharmacol, 2013, 6 (1): 35-39. doi: 10.1586/ecp.12.75.

[19] MANGONI AA, JACKSON SH. Age-related changes in pharmacokinetics and pharmacodynamics: basic principles and practical applications [J]. Br J Clin Pharmacol, 2004, 57 (1): 6-14.

[20] REEVE E, WIESE MD, MANGONI AA. Alterations in drug disposition in older adults [J]. Expert Opin Drug Metab Toxicol, 2015, 11 (4): 491-508. doi: 10.1517/17425255.2015.1004310.

[21] JACKSON SH, JANSEN PA, MANGONI AA. Off-label prescribing in older patients [J]. Drugs Aging, 2012, 29 (6): 427-434. doi: 10.2165/11633520-000000000-00000.

[22] TINETTI ME, MCAVAY GJ, CHANG SS, et al. Contribution of multiple chronic conditions to universal health outcomes [J]. J Am Geriatr Soc, 2011, 59 (9): 1686-1691. doi: 10.1111/j.1532-5415.2011.03573.x.

[23] WONG CH, WEISS D, SOURIAL N, et al. Frailty and its association with disability and comorbidity in a community-dwelling sample of seniors in Montreal: a cross-sectional study [J]. Aging Clin Exp Res, 2010, 22 (1): 54-62.doi: 10.3275/6675.

[24] STUCK AE, SIU AL, WIELAND GD, et al. Comprehensive geriatric assessment: a meta-analysis of controlled trials [J]. Lancet, 1993, 342 (8878): 1032-1036.

[25] Rodriguez-Manas L, Fried LP. Frailty in the clinical scenario [J]. Lancet, 2015, 385 (9968): e7-e9.doi: 10.1016/S0140-6736 (14) 61595-61596.

[26] DECKX L, VAN DEN AKKER M, DANIELS L, et al. Geriatric screening tools are of limited value to predict decline in functional status and quality of life: results of a cohort study [J]. BMC Fam Pract, 2015, 16: 30. doi: 10.1186/s12875-015-0241-x.

[27] PILOTTO A, FERRUCCI L, FRANCESCHI M, et al. Development and validation of a multidimensional prognostic index for one-year mortality from comprehensive geriatric assessment in hospitalized older patients [J]. Rejuvenation Res, 2008, 11 (1): 151-161. doi: 10.1089/rej.2007.0569.

[28] PILOTTO A, RENGO F, MARCHIONNI N, et al. Comparing the prognostic accuracy for all-cause mortality of frailty instruments: a multicentre 1-year followup in

hospitalized older patients［J］. PLoS One，2012，7（1）：e29090. doi：10.1371/journal.pone.0029090.

［29］D'ONOFRIO G，SANCARLO D，ADDANTE F，et al. A pilot randomized controlled trial evaluating an integrated treatment of rivastigmine transdermal patch and cognitive stimulation in patients with Alzheimer's disease［J］. Int J Geriatr Psychiatry，2015，30（9）：965−975. doi：10.1002/gps.4247.

［30］PILOTTO A，D'ONOFRIO G，PANZA F，et al. Treatment of late-life major depressive disorder with selective serotonin reuptake inhibitors improves the multidimensional prognostic index［J］. J Clin Psychopharmacol，2012，32（5）：726−729. doi：10.1097/JCP.0b013e31826866bd.

［31］DAVIDSON PM，NEWTON PJ，TANKUMPUAN T，et al. Multidisciplinary management of chronic heart failure：principles and future trends［J］. Clin Ther，2015，37（10）：2225−2233. doi：10.1016/j.clinthera.2015.08.021.

［32］WOLFS CA，KESSELS A，DIRKSEN CD，et al. Integrated multidisciplinary diagnostic approach for dementia care：randomised controlled trial［J］. Br J Psychiatry，2008，192（4）：300−305. doi：10.1192/bjp.bp.107.035204.

［33］WILSON PW，PENCINA M，JACQUES P，et al. C-reactive protein and reclassification of cardiovascular risk in the Framingham heart study［J］. Circ Cardiovasc Qual Outcomes，2008，1（2）：92−97. doi：10.1161/CIRCOUTCOMES.108.831198 A.A.Mangoni 77.

［34］VAN VELDHUISEN DJ，LINSSEN GC，JAARSMA T，et al. B-type natriuretic peptide and prognosis in heart failure patients with preserved and reduced ejection fraction［J］. J Am Coll Cardiol，2013，61（14）：1498−1506. doi：10.1016/j.jacc.2012.12.044.

［35］EKERSTAD N，SWAHN E，JANZON M，et al. Frailty is independently associated with short-term outcomes for elderly patients with nonST-segment elevation myocardial infarction［J］. Circulation，2011，124（22）：2397−2404. doi：10.1161/CIRCULATIONAHA.111.025452.

［36］VIDAN MT，BLAYA-NOVAKOVA V，SANCHEZ E，et al. Prevalence and prognostic impact of frailty and its components in non-dependent elderly patients with heart failure［J］. Eur J Heart Fail，2016，18（7）：869−875. doi：10.1002/ejhf.518.

［37］SOYSAL P，STUBBS B，LUCATO P，et al. Inflammation and frailty in the elderly：a systematic review and meta-analysis［J］. Ageing Res Rev，2016，31：1−8. doi：10.1016/j.arr.2016.08.006.

［38］NISHIGUCHI S，NOZAKI Y，YAMAJI M，et al. Plasma brain natriuretic peptide level in older outpatients with heart failure is associated with physical frailty, especially with the slowness domain [J]. J Geriatr Cardiol, 2016, 13 (7): 608-614. doi: 10.11909/j.issn.1671-5411.2016.07.014.

8 老年综合评估和临床决策制定：多维预后指数

8.1 老年人临床决策中的衰弱与预后

缺乏足够纳入数量和具有代表性的老年人的随机对照试验（RCT），使得临床决策特别困难，并且可能导致在老年人群中的不当决策。有关诊断和治疗决策的指南主要基于与老年人特征不同的中年或年轻受试者中获得的数据。由于我们有关适当决策的知识来自RCT及异质性较低的RCT的meta分析，而这些研究应代表运用该指南的人群。因此，迫切需要获得临床研究的科学证据，以便在老年受试者中作出更恰当的临床决策。衰弱的受试者更是如此，他们的死亡风险较高，而且通常被排除在RCT之外[1]。

相反，衰弱被定义为生理储备减少的标志，是临床决策的一个重要因素，因为它能识别具有不良健康结果的高危人群[2]。最新的流行病学数据表明，衰弱在老年人群中很常见。在社区居民中，估计其患病率约为10%[3]。养老院及住院的老年患者中衰弱的患病率较高[4]，尽管这些终末期人群的数据存在不确定性。

8.2 衰弱和医疗

衰弱的个体特别容易受到药物不良反应（adverse drug reaction，ADR）的影响，包括常用的药物，如质子泵抑制剂[5]。衰弱也可能导致治疗效果的降低[6]。正如SPRINT试验[7]所建议的那样，对健壮的老年患者进行积极的高血压治疗可减少心血管疾病的发生和降低死亡率，但对于衰弱的老年受试者，则无明显的有益效果[6]。因此，识别出衰弱的老年受试者对于改善预后、分享决策过程，以及识别出具有特殊需要和特殊性的衰弱患者可能至关重要，这些患者可能会从随访和个性化干预中受益。最近的指南[8]建议将预期寿命纳入临床决策工具中，以便更好地评估不同药物治疗的潜在收益和风险，并据此提供更接近患者实际需求的医疗保健措施。目的是确定可能受益于特定治疗干预措施的受试者，避免不必要的诊断测试（可能导致过度诊断）及不会改变预后而可能造成伤害（过度治疗或误治）的操作（特别是外科治疗/侵入性）。此外，这种方法将避免对年老衰弱的受试者进行耗时且成本高昂的医疗干预[8]。

值得注意的是，如美国全科医师更多地根据其临床经验而不是使用经过验证的工具来评估预期寿命[9]。这些医师通常是老年患者的第一个接触点，他们发现有不少障碍存在于老年人照护的预后因素中，包括预测预后的不确定性、讨论预后的难度以及对患者反应的担忧[9]。这些担忧强调了用于评估老年人预后的有效工具的必要性。

临床预测规则（clinical prediction rule，CPR）（通常称为临床决策规则、预测模型、预后工具或风险评分）是旨在帮助医师进行临床决策的特定工具。CPR的目的是对疾病的风险作出良好的估计，更好地确定特定疾病的结果，或评估诊断/治疗措施的益处。

8.3　CGA在预后中的作用

人们非常重视正确识别死亡率预测工具，这些工具可能有助于进行临床诊断和制订治疗决策，从而为衰弱患者量身定制适当的干预措施。虽然有几种模型在不同人群中得到验证，但在老年人中，最流行和最广泛使用的风险模型在判别、校准、概化和重新分类方面的预测能力在很大程度上是未知的[10]。该信息在高龄者中尤为重要，他们的特征是经常出现多种共病和影响预期寿命的功能缺陷。

老年患者的预后可能与多种疾病，以及生理、认知、生物学和社会功能缺失程度有关[11]。CGA探索了老年受试者的多个领域，被定义为供选择的多维和多学科工具，对于更好地了解衰弱的老年受试者的预后至关重要。从历史上看，CGA的工具针对目标人群和老年人群，目的是更好地识别和分层预定临床环境中的风险（例如，患有抑郁症、认知功能障碍或身体残疾的老年患者）。最近，为了创建全局评分（即将来自多个不同方面的发现汇总到单一、标准化的数字评分中），引入了新的多维手段，目的是及早识别出存在较高不良健康结果风险的对象，如入住养老机构、住院或死亡。这些基于CGA的指数的典型例子是衰弱指数-CGA（frailty index-CGA，FI-CGA）[12]和多维预后指数（MPI）[13]，这些工具可用于识别具有较高死亡风险的老年受试者，并可将受试者分层为低、中、高全因死亡率风险。这些工具基于一系列众所周知的风险因素，研究文献认为这些因素对CGA概念非常重要，包括体质参数（营养状况、体育活动、活动能力、力量和精力）、心理维度（认知和情绪）和社会维度（缺乏社交联系和社会支持）。

　　一项大型系统综述确定了少数经过验证的死亡率预后指标，这些指标满足临床环境中使用所需的准确性和校准要求[14]。相关论文确定了住院老年患者的8个指标，包括养老院居民的2个指标及社区居民的6个指标[14]。在基于医院环境选择的8个指标中，只有4个在足够的随访期间预测死亡率（即从入院时起至少1年的死亡率），而多维预后指数（MPI）是此列表中唯一基于CGA的预测工具。事实证明，该工具已被证明是精确校准的，具有良好的辨别力和确定短期（1个月）和长期（1年）随访死亡率的准确性。在一项涉及全球20家不同医院的2000多名住院老年患者的前瞻性、多中心研究中，MPI是短期和长期全因死亡率的预测指标，比临床上通常使用的其他包括FI-CGA在内的3个衰弱指标更为准确[15]。

8.4　基于CGA的MPI

　　MPI是一种可根据标准CGA预测生存和其他不良健康结果（住院、入住养老机构、住院时长）的工具，该工具考虑了8个领域的信息，即基础性日常生活活动能力、工具性日常生活活动能力、认知能力、营养状态、功能性日常活动能力、共病状态、多重用药和社会支持网络[13]。迄今为止，MPI已被验证并成功应用于急性疾病（如消化道出血、心力衰竭、社区获得性肺炎、短暂性脑缺血发作）或慢性疾病（如慢性肾病、肝硬化、痴呆、肿瘤）。MPI的修改版本已得到验证，并成功地应用于大量接受CGA送往养老院或家庭护理服务的"衰弱"社区老龄人群[17]。而且，基于CGA的MPI已在不同国家的人群中被验证并成功应用于健康的老年人中，在准确性、校准和可行性方面也显示出优越性[28]（表8.1）。

系统综述最近报告表明，与用于识别衰弱老年患者的其他工具相比，MPI表现出最高的有效性、可靠性和可行性（即QUADAS系统的最高得分为14分）[34]，而MPI是3种基于CGA的预后工具中的1种，这些工具在临床实践和测量衰弱的研究中都得到了验证[35]。

最近的一个多中心项目，MPI-AGE项目（www.mpiage.eu），包括了来自7个不同欧盟国家，以及美国和澳大利亚的20多个合作伙伴，是由欧盟通过2007—2013年卫生计划共同资助的，主要目标是提高针对共病衰弱老年患者的干预措施的成本-效益[36]。主要项目结果如下。

（1）在长达12年的长期随访中，基于人群的队列研究中，MPI评分与生存时间和住院风险之间存在明显且显著的关联。

（2）多维指标并不经常记录在欧洲的全科医师数据库中，但是使用结合了年龄、性别、功能和认知功能的MPI模型，可以非常有效地预测社区居住的老年人的1个月和1年死亡率。

（3）入院时的MPI可以准确预测住院死亡率、住院时间（length of stay，LOS）和远期死亡率[27]。此外，在住院期间，大多数患者的MPI得分会发生变化，因此，对客观地监测住院急症老年患者的临床进展可能性是有益的[37]。

实用指南

MPI包括分布在CGA的8个领域中的63个项目，如下所示。

（1）日常生活活动（ADL）：6项。

表 8.1 制定和验证 MPI 及针对不同疾病的预后指标的预测值的临床研究

疾病	机构、人数	准确性 AUC（95%CI）C-指数 风险：OR 或 HR（95%CI）	随访时间	其他预后指标与 MPI 的准确性
急性疾病或慢性病加重[13]	医院来源队列 838 例患者，验证队列 856 例患者	0.75（0.70～0.80）	6 个月	
		0.75（0.71～0.80）	1 年	
急性疾病或慢性病加重[16]	4088 例住院患者	0.76（0.73～0.79）	1 个月	m-MPI=0.75（0.72～0.78）；P=NS
		0.72（0.70～0.74）	1 年	m-MPI=0.71（0.69±0.73）；P=NS
急性疾病或慢性病加重[15]	多中心研究住院患者 2033 例	0.76（0.72～0.80）	1 个月	FI-SOF=0.69（0.64-0.73）；P<0.0001
				FI-CD=0.74（0.69±0.78）；P=0.0001
				FI-CGA=0.72（0.68±0.77）；P=0.0001
		0.83，0.75（0.72～0.78）	1 年	FI-SOF=0.69（0.67±0.72）；P=0.0001
				FI-CD=0.73（0.70±0.76）；P=0.0001
				FI-CGA=0.73（0.70±0.75）；P=0.0001
急性疾病或慢性病加重[17]	社区来源队列 7876 例患者	MPI-SVaMA 0.83（0.82～0.84）	1 个月	
		0.80（0.78～0.80）	1 年	
	验证队列 4144 例患者	0.83（0.82～0.85）	1 个月	
		0.79（0.78～0.80）	1 年	

续　表

疾病	机构、人数	准确性 AUC（95%CI）C-指数 风险：OR 或 HR（95%CI）	随访时间	其他预后指标与 MPI 的准确性
社区获得性肺炎[18]	134 例住院患者	0.83（0.75~0.87）	1 个月	PSI = 0.71（0.62~0.78）；P = 0.019
		0.79（0.71~0.85）	6 个月	PSI = 0.69（0.61~0.77）；P = 0.035
		0.80（0.72~0.86）	1 年	PSI = 0.75（0.65~0.82）；P = 0.185
短暂性脑缺血发作[19]	654 例住院患者	0.82（0.75~0.89）	1 个月	
		0.80（0.74~0.86）	6 个月	
		0.77（0.72~0.82）	1 年	
消化道出血[20]	91 例住院患者	0.76（0.58~0.94）	2 年	RRSS = 0.57（0.40×0.74）
				GBS = 0.61（0.42~0.80）
肝硬化[20]	129 例住院患者	0.90（0.85~0.96）	1 年	Child-Pugh 分数 = 0.70（0.52~0.88）；P = 0.03
痴呆[21]	262 例住院患者	0.77（0.73~0.84）	1 个月	
		0.78（0.72~0.83）	1 年	
痴呆[22]	能自主活动的 340 例门诊患者	MPI 分数：0~1 OR（95%CI）		
		6.50（1.64~25.85）	1 年	住院风险
		9.53（2.90~31.33）	2.2 年	死亡风险

续　表

疾病	机构、人数	准确性 AUC（95%CI）C-指数 风险：OR 或 HR（95%CI）	随访时间	其他预后指标与 MPI 的准确性
充血性心力衰竭[23]	376 例住院患者	男性：0.83（0.75～0.90） 女性：0.80（0.71～0.89）	1个月	纽约心功能分级 男性：0.63（0.57～0.69）；P=0.015 女性：0.65（0.55～0.75）；P=0.064 影响 男性：0.69（0.58～0.79）；P=0.045 女性：0.71（0.55～0.87）；P=0.443 阿德莱 男性：0.65（0.52～0.78）；P=0.023 女性：0.67（0.49～0.83）；P=0.171
慢性肾病[24]	786 例住院患者	0.70（0.66～0.73）	1年	eGFR=0.58（0.54～0.61）；P＜0.001
慢性肾病[25]	1198 例住院患者	0.65（0.62～0.68）	2年	eGFR=C指数：0.58（0.55～0.61）；P＜0.0001 将 MPI 用于 eGFR=0.65（0.62～0.68）；P＜0.0001
丧失手术机会或转移的实体恶性肿瘤[26]	160 例住院患者	0.91（0.87～0.96） 0.87（0.82～0.93）	6个月 1年	

续 表

疾病	机构、人数	准确性 AUC（95%CI）C-指数 风险：OR 或 HR（95%CI）	随访时间	其他预后指标与 MPI 的准确性
急性疾病或慢性病加重[27]	1178 例住院患者	院内死亡率 C-指数：0.85（0.79~0.91） 风险指数（95%CI） MPI-1 参考范围 MPI-2 3.48（1.02~11.88） MPI-3 8.31（2.54~27.19） 住院时间平均值（95%CI） MPI-1 11.3（9.3~13.7）天 MPI-2 13.7（11.3~16.7）天 MPI-3 15.3（12.6~18.6）天		
总人口[28]	总人口数 2472	住院天数（天） 均值（95%CI） MPI-2 35.5 72~78 岁组 MPI-1 37.9（32.8~2.9） MPI-2 58.5（48.0~69.0）	10 年	

续　表

疾病	机构、人数	准确性 AUC（95%CI）C-指数 风险：OR或HR（95%CI）	随访时间	其他预后指标与MPI的准确性
总人数[28]	总人口数2472	MPI-3 34.6（6.8～62.3） 81～87岁组 MPI-1 48.7（41.9～55.4） MPI-2 66.5（57.2～75.8） MPI-3 45.7（25.1～66.2） 90～99岁组 MPI-1 46.8（39.8～53.8） MPI-2 49.0（43.3～54.6） MPI-3 37.9（27.0～48.9） 生存年限中位数（95%CI） 72～78岁组 MPI-1 参考组 MPI-2-2.5（-4.4～-0.6）年 MPI-3-8.9（-10.4～-7.5）年 81～87岁组 MPI-1 参考组 MPI-2-3.6（-4.3～-2.8）年	10年	

续　表

疾病	机构、人数	准确性 AUC（95%CI）C指数 风险：OR 或 HR（95%CI）	随访时间	其他预后指标与 MPI 的准确性
总人数[28]	总人口数2472	MPI-3-6.8（-7.6～-5.9）年 90～99岁组 MPI-1参考组 MPI-2-2.2（-3.1～-1.3）年 MPI-3-3.8（-4.7～-2.8）年	10年	
肿瘤[29]	能自主活动的658例门诊患者	0.87（0.84～0.90）	1年	
肿瘤[30]	医院160例患者	0.73（0.65～0.81） OR（95%CI） MPI-1参考组 MPI-2 4.7（2.1～10.4） MPI-3 23.3（2.9～189.2）	1年	MGA 0.65（0.56～0.73） OR（95%CI） 标准参考范围 脆弱的2.93（0.9～9.1） 衰弱4.76（1.7～13.1）
普通人群和急性疾病或慢性病的加重[31]	社区999例患者	GPI0.78（0.74～0.82）	3年	
	医院1282例患者	C指数0.80（0.76～0.83）	5年	
		0.77（0.69～0.72）	3年	
		0.80（0.77～0.82）	5年	

续 表

疾病	机构、人数	准确性 AUC（95%CI）C-指数 风险：OR 或 HR（95%CI）	随访 时间	其他预后指标与MPI的准确性
经导管主动脉瓣植 入[32]	医院116例患者	MPI（x̄±SD）：生存（0.37±0.12） vs.死亡（0.46±0.16）；P=0.044	6个月	
		生存（0.37±1.12）与死亡（0.44± 0.15）；P=0.055	12个月	
		HR（95%CI）2.83（1.38～5.82）		
		MPI2-3 vs. MPI 1		
急性疾病或慢性病 加重[33]	住院691例患者	MPI加入	在医院	
		0.73（0.69～0.77）	1年	
		MPI排除	在医院	
		0.74（0.70～0.78）	1年	
		MPI连续		
		HR（95%CI）		
		1.22（1.07～1.39）		
		1.24（1.18～1.30）		

注：AUC：曲线下面积；OR：比值比；HR：风险化；m-MPI：简易MPI；FI-SOF：骨质疏松性骨折的衰弱指数；FI-CD：累积缺陷衰弱指数；MPI-SUAMA：基于标准化多维评估表的死亡率多维预后指数；NS：无统计学差异；PSI：肺炎严重度评估量表；RRSS：Rockall评分系统；GBS：Blatchford评分系统；eGFR：估算肾小球滤过率；MGA：多维老年评估。

（2）工具性日常生活活动（IADL）：8项。

（3）简易便携式心理状态问卷（SPMSQ）：10项。

（4）简易营养评估量表（MNA）、MNA简表（MNA-SF）：18项、8项。

（5）埃克斯顿－史密斯量表（ESS）：5项。

（6）累积指数评分量表－共病指数（CIRS-CI）：14项。

（7）使用的药物数量：1项。

（8）社会支持网络：1项。

为了获得给定个体的最终指数，程序会计算MPI分数，范围从0～1。该计算可以通过免费下载的程序（http：//www.mpiage.eu/home/about-mpi）或使用iOS免费应用程序（iMPI）执行。

通常，结果分为3个级别。

- 0～0.33：低死亡率风险，MPI 1。
- 0.34～0.66：中死亡风险，MPI 2。
- 0.67～1.00：高死亡风险，MPI 3。
- MPI-SVAMA指数是MPI的发展。此版本从SVAMA（*Scheda per la Valutazione Multidimensionale delle persone adulte e Anziane*）获取信息，该量表是标准化的CGA，用于在意大利8个地区对社区老年人进行健康和社会照护。

MPI-SVAMA指数是根据以下9个域计算得出的。

（1）年龄（岁）。

（2）性别。

（3）护理照料：11项。

（4）埃克斯顿－史密斯量表：5项。

（5）简易便携式心理状况问卷：10项。

（6）日常生活活动：6项。

（7）功能性活动能力（Barthel量表的功能性项目）：3项。

（8）社交网络：3项。

（9）主要医学诊断：3项。

可以使用免费程序来计算该指数（http：//wwww.mpiage.eu/home/about-mpi-svama），得分从0到1。但是，用于对MPI-SVAMA进行分级的阈值是不同的，并且与时间有关。

它还提供了适用于iPhone和iPad的应用程序（iMPI，可从App Store免费下载）。这两个应用程序都可以在执行计算后生成PDF文件。

8.5　MPI在临床决策中的作用

MPI-AGE欧洲项目的一个重要目标是评价那些依旧缺乏证据的药物风险－受益比，判断存在争议的老药的药物疗效在MPI评估的不同危险分层人群间是否存在差异。例如，使用抗凝药物对心房颤动患者进行脑卒中预防、使用他汀类药物对糖尿病患者和冠心病患者进行二级预防、抗痴呆药物治疗痴呆等。

因此，最近对因心房颤动住院的80岁以上老年人[38]以及患有心房颤动和急性缺血性卒中的老年人[39]进行的回顾性观察研究显示，与健康患者相比，衰弱患者更少接受华法林治疗且死亡率更高，而且根据MPI死亡风险分层后，针对大量的心房颤动老年受试者进行的MPI-AGE项目表明抗凝治疗独立于年龄、临床状况差和多系统损害而与随访3年生存率的提高相关。实际上，异质性分析显示，在MPI 3个风险分层人群间，华法林治疗与死亡率降低的相关性没有差异[40]。这些数据与来自美国的一项大型观察研究结论一致[41]。

同样，对于老年心脑血管疾病患者是否选用他汀类药物的临床决策也存在争议[42]，尚无明确的证据支持或否认其获益，特别是对于存在共病和死亡风险高的老年衰弱患者。

MPI-AGE项目对在社区居住的糖尿病老年患者[43]和冠心病[44]老年患者（这些人接受了老年综合评估以确定可以接受家庭护理服务或入住疗养院）进行了大样本的人群研究。结果显示他汀类药物治疗独立于老年和MPI危险分层，与降低3年死亡率显著相关，尽管衰弱的患者不太可能接受他汀类药物治疗。

在阿尔茨海默病患者中使用抗阿尔茨海默病药和进行死亡风险分层研

究具有相当大的意义和重要性。先前的研究表明，MPI可以将住院的阿尔茨海默病患者根据不同死亡风险准确地进行分层，分为短期内和长期死亡风险人群[21]。此外，MPI可以预测患有认知功能障碍和阿尔茨海默病的门诊患者的住院风险[22]，也可作为阿尔茨海默病患者干预试验的疗效评估指标[45]。在MPI-AGE欧洲项目中，包含了一组6800名阿尔茨海默病社区居住患者，这些人来自威尼托地区（意大利）申请了家庭护理服务或入住养老院的约23 000人构成的数据库。在这6800人中，MPI比较精准地预测了3年死亡率。在调整了协变量后的分析结果显示，使用阿尔茨海默病药物（抗胆碱酯酶抑制药和/或美金刚）与MPI定义的低风险（HR 0.71，95%CI 0.54 ～ 0.92，$P < 0.01$）及中风险患者（HR 0.61，95%CI 0.40 ～ 0.91，$P < 0.01$）的死亡率相关，但在高死亡风险人群中则未见与死亡率的相关（HR 1.04，95%CI 0.52 ～ 2.06）。

另一个重要的问题是正确选择那些可以从有创治疗中受益的老年患者。在MPI-AGE项目的框架下，前人对研究连续纳入的年龄≥75岁的行经导管主动脉瓣植入术（transcatheter aortic valve implantation，TAVI）的患者进行了前瞻性观察研究[32]。

MPI是在基线和随访1年时计算的。在所纳入的116例患者中（平均年龄86.2±4.2岁，平均MPI评分0.39±0.13分），各MPI组间术后6个月和12个月时的死亡率差异显著（$P = 0.040$和$P = 0.022$）。MPI分层后Kaplan Meier生存分析的1年生存率存在显著差异（HR = 2.83，95%CI 1.38 ～ 5.82，$P = 0.004$）。这项研究表明，基于CGA的MPI是预测预后和选择接受TAVI手术老年患者的准确工具[32]。

所有这些数据表明，MPI可能有助于在特别具有挑战性的临床课题中作出治疗选择，从而使临床医师有机会根据个体老年患者的预期寿命特征确定最有效的干预措施。

8.6　未来发展方向

如前所述，疗效研究中受试者的年龄分布应与总体人群中需要这项干预措施的患者的年龄分布保持一致。RCT得来的证据用来确定治疗干预的有效性，且组间有较小的偏移；观察研究则是用来衡量"真实世界"场景中干预措施的有效性。后一种方法在一些人群中可能更可靠，因为衰弱老年人等人群在RCT研究中常被排除，或不常被收集在RCT研究对象中。

实际上，最近的一项Cochrane综述研究评估了研究设计对估计的效果指标的影响，提示几乎没有证据表明观察性研究与RCT之间存在明显的效果估计差异[46]。因此，观察性研究的数据提示是时候开展专门针对年老体弱的成年人的临床试验了。这些试验可能是针对老年人的，因此理想情况下，它们应包括适当的给药方案、灵活的干预终点（如对影响生活质量的干预手段的疗效观察）、可针对不同的认知和机体功能状态人群，当然还有多维评估工具[47]。未来的研究需要测试这些预后预测工具在多样化人群中的准确性和适用性，并在推荐广泛使用之前测试其提高临床疗效的能力。

预后是医师临床决策中需要确定的最重要决定因素之一。死亡风险不仅会影响老年患者特定治疗的有效性，还可能会影响正确的选择，尤其是在衰弱的情况下。因此，医师需要考虑通过针对老年人需求量身定制的工具（即基于CGA）获得的预后信息，以识别可能受益于旨在用药物治疗提高生存率的患者。该概念进一步强调了将老年人纳入未来的RCT中的必要性，以便更好地理解这些多维工具的作用，以及转变临床医师对待老年患者的态度。

参 考 文 献

[1] CLEGG A，RELTON C，YOUNG J，et al. Improving recruitment of older people to clinical trials：use of the cohort multiple randomised controlled trial design [J]. Age Ageing，2015，44：547-550. doi：10.1093/ageing/afv044.

[2] CLEGG A，YOUNG J，ILIFFE S，et al. Frailty in elderly people [J]. Lancet（London，England），2013，381：752-762. doi：10.1016/S0140-6736（12）62167-62169.

[3] SANTOS-EGGIMANN B，CUÉNOUD P，SPAGNOLI J，et al. Prevalence of frailty in middle-aged and older community-dwelling Europeans living in 10 countries [J]. J Gerontol Ser A Biol Sci Med Sci，2009，64：675-681. doi：10.1093/gerona/glp012.

[4] KOJIMA G. Prevalence of frailty in nursing homes：a systematic review and

meta-analysis［J］. J Am Med Dir Assoc，2015，16：940-945. doi：10.1016/
j.jamda.2015.06.025.

［5］MANGONI AA. Predicting and detecting adverse drug reactions in old age：challenges
and opportunities［J］. Expert Opin Drug Metab Toxicol，2012，8：527-530. doi：
10.1517/17425255.2012.665874.

［6］MULLER M，SMULDERS YM，DE LEEUW PW，et al. Treatment of hypertension
in the oldest old：a critical role for frailty?［J］. Hypertension，2014，63：433-441.
doi：10.1161/HYPERTENSIONAHA.113.00911.

［7］WRIGHT JT JR，WILLIAMSON JD，WHELTON PK，et al. A randomized trial
of intensive versus standard blood pressure control［J］. N Engl J Med，2015，373：
2103-2116. doi：10.1056/NEJMoa1511939.

［8］GILL TM. The central role of prognosis in clinical decision making［J］. JAMA，
2012，307：199-200. doi：10.1001/jama.2011.1992.

［9］SCHOENBORN NL，BOWMAN TL 2ND，CAYEA D，et al. Primary care
practitioners' views on incorporating long-term prognosis in the care of older adults［J］.
JAMA Intern Med，2016，176：671-678. doi：10.1001/jamainternmed.2016.0670.

［10］SIONTIS GC，TZOULAKI I，SIONTIS KC，et al. Comparisons of established risk
prediction models for cardiovascular disease：systematic review［J］. BMJ，2012，
344：e3318. doi：10.1136/bmj.e3318.

［11］GILL TM，GAHBAUER EA，HAN L，et al. Trajectories of disability in the
last year of life［J］. N Engl J Med，2010，362：1173-1180. doi：10.1056/
NEJMoa0909087.

［12］JONES DM，SONG X，ROCKWOOD K. Operationalizing a frailty index from a
standardized comprehensive geriatric assessment［J］. J Am Geriatr Soc，2004，52：
1929-1933. doi：10.1111/j.1532-5415.2004.52521.x.

［13］PILOTTO A，FERRUCCI L，FRANCESCHI M，et al. Development and validation
of a multidimensional prognostic index for one-year mortality from comprehensive
geriatric assessment in hospitalized older patients［J］. Rejuvenation Res，2008，11：
151-161. doi：10.1089/rej.2007.0569.

［14］YOURMAN LC，LEE SJ，SCHONBERG MA，et al. Prognostic indices for older
adults：a systematic review［J］. JAMA，2012，307：182-192. doi：10.1001/
jama.2011.1966.

［15］PILOTTO A，RENGO F，MARCHIONNI N，et al. Comparing the prognostic
accuracy for all-cause mortality of frailty instruments：a multicentre 1-year follow-
up in hospitalized older patients［J］. PLoS One，2012，7：e29090. doi：10.1371/
journal.pone.0029090.

［16］SANCARLO D，D'ONOFRIO G，FRANCESCHI M，et al. Validation of a modified-multidimensional prognostic index（m-MPI）including the mini nutritional assessment short-form（MNA-SF）for the prediction of one-year mortality in hospitalized elderly patients［J］. J Nutr Health Aging，2011，15：169−173.

［17］PILOTTO A，GALLINA P，FONTANA A，et al. Development and validation of a multidimensional prognostic index for mortality based on a standardized multidimensional assessment schedule（MPI-SVaMA）in community-dwelling older subjects［J］. J Am Med Dir Assoc，2013，14：287−292. doi：10.1016/j.jamda.2013.01.005.

［18］PILOTTO A，ADDANTE F，FERRUCCI L，et al. The multidimensional prognostic index predicts short-and long-term mortality in hospitalized geriatric patients with pneumonia［J］. J Gerontol Ser A Biol Sci Med Sci，2009，64：880−887. doi：10.1093/gerona/glp031.

［19］SANCARLO D，PILOTTO A，PANZA F，et al. A multidimensional prognostic index（MPI）based on a comprehensive geriatric assessment predictsshort-and long-term all-cause mortality in older hospitalized patients with transient ischemic attack［J］. J Neurol，2012，259：670−678. doi：10.1007/s00415-011-6241-4.

［20］PILOTTO A，ADDANTE F，D'ONOFRIO G，et al. The comprehensive geriatric assessment and the multidimensional approach. A new look at the older patient with gastroenterological disorders［J］. Best Pract Res Clin Gastroenterol，2009，23：829−837. doi：10.1016/j.bpg.2009.10.001.

［21］PILOTTO A，SANCARLO D，PANZA F，et al. The multidimensional prognostic index（MPI），based on a comprehensive geriatric assessment predicts short-and long-term mortality in hospitalized older patients with dementia［J］. J Alzheimers Dis，2009，18：191−199. doi：10.3233/JAD-2009-1139.

［22］GALLUCCI M，BATTISTELLA G，BERGAMELLI C，et al. Multidimensional prognostic index in a cognitive impairment outpatient setting：mortality and hospitalizations. The Treviso dementia（TREDEM）study［J］. J Alzheimer's Dis（JAD），2014，42：1461−1468. doi：10.3233/jad-140516.

［23］PILOTTO A，ADDANTE F，FRANCESCHI M，et al. Multidimensional prognostic index based on a comprehensive geriatric assessment predicts short-term mortality in older patients with heart failure［J］. Circ Heart Fail，2010，3：191−199.

［24］PILOTTO A，SANCARLO D，FRANCESCHI M，et al. A multidimensional approach to the geriatric patient with chronic kidney disease［J］. J Nephrol，2010，23（Suppl 15）：S5−S10.

［25］PILOTTO A，SANCARLO D，AUCELLA F，et al. Addition of the

multidimensional prognostic index to the estimated glomerular filtration rate improves prediction of long-term all-cause mortality in older patients with chronic kidney disease [J]. Rejuvenation Res, 2012, 15: 82-88. doi: 10.1089/rej.2011.1210.

[26] GIANTIN V, VALENTINI E, IASEVOLI M, et al. Does the multidimensional prognostic index (MPI), based on a comprehensive geriatric assessment (CGA), predict mortality in cancer patients? Results of a prospective observational trial [J]. J Geriat Oncol, 2013, 4: 208-217. doi: 10.1016/j.jgo.2013.04.008.

[27] VOLPATO S, BAZZANO S, FONTANA A, et al. Multidimensional prognostic index predicts mortality and length of stay during hospitalization in the older patients: a multicenter prospective study [J]. J Gerontol Ser A Biol Sci Med Sci, 2015, 70: 325-331. doi: 10.1093/gerona/glu167.

[28] ANGLEMAN SB, SANTONI G, PILOTTO A, et al. Multidimensional prognostic index in association with future mortality and number of hospital days in a population-based sample of older adults: results of the EU funded MPI_AGE project [J]. PLoS One, 2015, 10: e0133789. doi: 10.1371/journal.pone.0133789.

[29] BRUNELLO A, FONTANA A, ZAFFERRI V, et al. Development of an oncological-multidimensional prognostic index (Onco-MPI) for mortality prediction in older cancer patients [J]. J Cancer Res Clin Oncol, 2016, 142: 1069-1077. doi: 10.1007/s00432-015-2088-x.

[30] GIANTIN V, FALCI C, DE LUCA E, et al. Performance of the multidimensional geriatric assessment and multidimensional prognostic index in predicting negative outcomes in older adults with cancer [J]. Eur J Cancer Care (Engl), 2016, 27 (1). doi: 10.1111/ecc.12585.

[31] JUNG HW, KIM JW, HAN JW, et al. Multidimensional geriatric prognostic index, based on a geriatric assessment, for long-term survival in older adults in Korea [J]. PLoS One, 2016, 11: e0147032. doi: 10.1371/journal.pone.0147032.

[32] BUREAU ML, LIUU E, CHRISTIAENS L, et al. Using a multidimensional prognostic index (MPI) based on comprehensive geriatric assessment (CGA) to predict mortality in elderly undergoing transcatheter aortic valve implantation [J]. Int J Cardiol, 2017, 236: 381-386. doi: 10.1016/j.ijcard. 2017.02.048.

[33] DE LUCA E, PERISSINOTTO E, FABRIS L, et al. Short-and longer-term predictive capacity of the multidimensional prognostic index: the timing of the assessment is of no consequence [J]. Arch Gerontol Geriatr, 2015, 61: 458-463. doi: 10.1016/j.archger.2015.07.004.

[34] WARNIER RM, VAN ROSSUM E, VAN VELTHUIJSEN E, et al. Validity, reliability and feasibility of tools to identify frail older patients in inpatient hospital

care：a systematic review［J］. J Nutr Health Aging，2016，20：218-230. doi：10.1007/s12603-015-0567-z.

［35］DENT E，KOWAL P，HOOGENDIJK EO. Frailty measurement in research and clinical practice：a review［J］. Eur J Intern Med，2016，31：3-10. doi：10.1016/j.ejim.2016.03.007.

［36］PILOTTO A，SANCARLO D，POLIDORI MC. The MPI_AGE european project：using multidimensional prognostic indices（MPI）to improve cost-effectiveness of interventions in multimorbid frail older persons. Background，aim and design［J］. Eur Geriatr Med，2015，6：184-188.

［37］VOLPATO S，DARAGJATI J，SIMONATO M，et al. Change in the multidimensional prognostic index score during hospitalization in older patients［J］. Rejuvenation Res，2016，19：244-251. doi：10.1089/rej.2015.1715.

［38］LEFEBVRE MC，ST-ONGE M，GLAZER-CAVANAGH M，et al. The effect of bleeding risk and frailty status on anticoagulation patterns in octogenarians with atrial fibrillation：the FRAIL-AF study［J］. Can J Cardiol，2016，32：169-176. doi：10.1016/j.cjca.2015.05.012.

［39］MCGRATH ER，GO AS，CHANG Y，et al. Use of oral anticoagulant therapy in older adults with atrial fibrillation after acute ischemic stroke［J］. J Am Geriatr Soc，2017，65：241-248. doi：10.1111/jgs.14688.

［40］PILOTTO A，GALLINA P，COPETTI M，et al. Warfarin treatment and all-cause mortality in community-dwelling older adults with atrial fibrillation：a retrospective observational study［J］. J Am Geriatr Soc，2016，64（7）：1416-1424s.

［41］TINETTI ME，MCAVAY G，TRENTALANGE M，et al. Association between guideline recommended drugs and death in older adults with multiple chronic conditions：population based cohort study［J］. BMJ，2015，351：h4984. doi：10.1136/bmj.h4984.

［42］STRANDBERG TE，KOLEHMAINEN L，VUORIO A. Evaluation and treatment of older patients with hypercholesterolemia：a clinical review［J］. JAMA，2014，312：1136-1144. doi：10.1001/jama.2014.10924.

［43］PILOTTO A，PANZA F，COPETTI M，et al. Statin treatment and mortality in community-dwelling frail older patients with diabetes mellitus：a retrospective observational study［J］. PLoS One，2015，10：e0130946. doi：10.1371/journal.pone.0130946.

［44］PILOTTO A，GALLINA P，PANZA F，et al. Relation of statin use and mortality in community-dwelling frail older patients with coronary artery disease［J］. Am J Cardiol，2016，118（11）：1624-1630.

［45］D'ONOFRIO G, SANCARLO D, ADDANTE F, et al. A pilot randomized controlled trial evaluating an integrated treatment of rivastigmine transdermal patch and cognitive stimulation in patients with Alzheimer's disease ［J］. Int J Geriatr Psych, 2015, 30: 965-975.

［46］ANGLEMYER A, HORVATH HT, BERO L. Healthcare outcomes assessed with observational study designs compared with those assessed in randomized trials ［J］. Cochrane Database Syst Rev, 2014, 4: MR000034. doi: 10.1002/14651858. MR000034.pub2.

［47］CERRETA F, EICHLER HG, RASI G. Drug policy for an aging population—the European medicines Agency's geriatric medicines strategy ［J］. N Engl J Med, 2012, 367: 1972-1974. doi: 10.1056/NEJMp1209034.

9 急诊科老年综合评估

9.1 简介

在大多数西方发达国家的医疗系统中，主要是在医院急诊科为衰弱的老年人提供紧急治疗。尽管有越来越多的证据支持将他们托付于家庭病床，但从此类方案中受益的老年人比例大大低于在医院急诊科中继续接受治疗的老年人比例。

9.1.1 入院路径

无论是在自己的家中还是在其他护理机构中，患者通往急诊科的就医过程通常从初级医疗机构的求助电话开始。对于衰弱和有紧急治疗需求的老年人，本章将重点介绍口头建议、家庭医师的访视或院前服务的评估，如由护理人员或在某些国家/地区由多学科团队服务的家庭病床（见第6章）。本章将重点放在紧急医疗流程上，该流程定义为从医疗团队进行评估开始，至作出决定将患者转送到医院这一过程。

9.1.2 医疗辅助人员主导的应对

文献中描述了几种创新方案，这些方案侧重于医疗辅助人员对身体衰弱的老年人紧急治疗需求的应对。宽泛地说，这些措施涉及加强对医疗辅助人员的培训，不论其是否与社区护理团队有联系。例如，Mason等[1]对英国医疗辅助人员进行的强化培训，该培训涉及3周的全日制理论课程和45天的急诊科在监督下的临床实践。该培训方案并未明确地侧重于老年评估，而是针对轻度创伤和疾病的治疗，但也包括了一些跌倒方面的培训。一项大型的多中心试验对该模型进行了评估，发现干预组（平均年龄

83岁）的患者相对不太可能去急诊室（*RR* 0.72，95%CI 0.68 ～ 0.75）或需要在28天内住院（*RR* 0.87，0.81 ～ 0.94），干预组的患者更有可能表示高满意度，并且28天死亡率无显著差异[1]。该干预措施很可能符合成本－效益，节省的成本一个重要组成部分来自降低急诊就诊率和住院率[2]。

9.1.3 社区团队主导的应对

其他方法更明确地将重点放在患有老年综合征的老年人身上。例如，Logan等[3]增加了为跌倒老年人设置的社区跌倒预防小组访问的概率。老年人由护理人员进行评估，但不被送往医院。该试验表明，老年人随后跌倒的发生率显著下降（发生率比值0.45，95%CI 0.35 ～ 0.58），功能得到了改善，对跌倒的恐惧和跌倒相关事件的后续护理人员出诊也都减少了。它也很有可能具有成本－效益[4]。

Mason的护理人员研究方案和Logan的跌倒研究方案都进行了良好的随机对照，其中嵌入了强有力的健康经济评估，但在急诊护理流程方面均存在局限性。值得注意的是，在这两个模型中，服务都不是全天候进行的。由于衰弱老年人的紧急护理问题在全天都存在，这限制了能够获得此类服务的人数比例。据报道，类似的后续临床服务是有效的，但通常仅针对少数患者，仅占紧急护理事件的一小部分。

一般而言，那些非全天候为老年人提供紧急护理的服务，最多可减少10% ～ 20%的医院就诊人数／入院人数[5]。因此，尽管CGA在社区环境中是有效的[6]，但如何最好地配置服务以满足社区环境中所有衰弱和有紧急护理需要的患者的需求尚不清楚。这意味着有相当数量的老年人，无论身体衰弱与否，都将在他们的紧急护理需求开始时即到急诊科就诊，这与老年人急诊就诊人数不断增加的全球经验相呼应[7]。

9.2 急诊科内部

尽管老年人仅占急诊科患者的一小部分，但很重要。例如，在2012—2013年，英格兰65岁以上的人群约占急诊科患者的20%（1830万中约360

万）。但是急诊科的老年人倾向于等待更长的时间才能对下一步作出最终决定（如出院或入院），因此这部分人群的存在所产生的影响要比这些数字所显示的要大，这与急诊住院时间的延长与复杂性有关；老年人通常会存在认知功能障碍、多重并发症、多种用药和功能障碍等。这些相互影响的问题，再加上老年人非专业性的陈述，使得对他们的评估和管理非常具有挑战性。这些缺陷的累计是评估衰弱的一种方法[8]，而衰弱是跌倒、谵妄、残疾、住院和养老院入院的独立预测因子[9-11]。

9.2.1 "有组织的混乱"

传统上，急诊治疗的重点是"为最需要的人作出最大的努力"，优先考虑那些最有可能危及生命或十分紧急的情况。众所周知，常用的分诊系统对老年人不利，他们更有可能出现迟发症状或低估自己的症状。长期的拥挤或待入院患者的"暂住"可能意味着一些患者的评估不得不在不合适的临时场所进行。另外，许多急诊室的物理环境造成了实际困难，可能会使感觉、认知或功能受限的人失去方向感。

急诊室有时被描述为"有组织的混乱"，临床工作人员同时有多个任务，要照顾多位不同病因且在评估和治疗的各个阶段的患者。在急诊科，医疗决策通常是基于单次的交流，并且往往没有完整的病史记录，在那些没有关键知情者出现的认知功能障碍患者中尤其如此。可能没有其他临床记录，包括初级保健记录。在获得诊断结果之前，有时候有必要作出紧急的临床决定。所有这些因素增加了准确诊断和制订全面计划的难度。

与衰弱的一般概念（其主要表现是面对明显较小的压力时，即容易遭受灾难性衰退）保持一致，仅急诊就诊可能就是有害的，长期住院更会使病情加重。例如，急诊部的拥挤与死亡率的增加、住院时间的增加、医疗事故、患者伤害和工作人员士气下降等有关[12-18]；入院会因病情恶化而加重危害[19]。除了目前存在的问题，目前对老年人的急症治疗模式存在的危害与环境或照护过程关系有多大，尚不清楚。但值得注意的是，家庭病床的相关研究均显示，与急诊科入住相比，在家中接受治疗的患者具有更高的死亡率[20]。

9.2.2　急救过程中衰弱老年人的识别

鉴于急诊科对衰弱的老年人的评估和治疗决策的复杂性，尽快判定高危人群更合乎逻辑。

尽管在紧急情况下衰弱量表具有判别能力的证据有限[21]，仅凭工具不足以指导临床护理，但衰弱识别仍然具有许多优势。首先，它可以在CGA原则的指导下，促进更全面的临床评估[22]。其次，它可能影响临床决策：如果将某个人的临床衰弱量表值定为9，则表明他住院期间的死亡风险很高[23]，这可能会促使临床上采取更积极的治疗措施或采取姑息治疗方法。再次，它可以确定出院者的再入院风险或入院者从老年医学专科服务中受益的可能性，从而为拟定最佳治疗场所的决策提供指导。最后，在急诊科检测患者衰弱的程度和性质，并将其反映在患者的诊治过程上，可以指导治疗方案的制定和评估。

有些人可能会认为，需要进行更多的研究来进一步定义衰弱[24]，或进一步强调急诊科中的衰弱识别过程。但另一些人则认为，现在已经有足够的数据来解决这个问题[25]。此外，在高压、快节奏的紧急治疗环境中，一个工具的实用性和简易性是非常关键的考虑因素。某种工具可能有最好的信度和效度，但是，如果该工具因为太难、耗时太长而不被使用或只能由少数经训练的人使用，那么这些好处就难以实现。考虑到这一点，我们就明白，设计用于急诊环境的常用的衰弱或风险分层工具必须是快速、简单和易于完成的（图9.1）。

9.2.3　临床评估

在老年人中，衰弱在常见的紧急情况中得到了很好的展现，这里描述了一些例子。

9.2.4　跌倒

跌倒是老年人进行紧急治疗的常见原因，是由多种疾病以及机体功能和认知功能障碍的共同引起的。一些促成因素是易于治疗或改变的。仔细

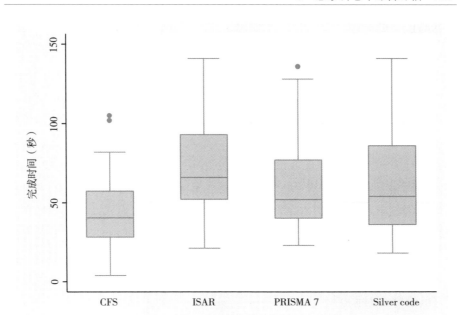

图9.1　完成4种急诊室常用风险分层工具评分所需时间的箱线图

注：CFS：Clinical Frailty Scale，临床衰弱量表[26]；ISAR：Identification of Seniors At Risk，高风险老年人识别量表[27]；PRISMA 7：the Program on Research for Integrating Services for the Maintenance of Autonomy，维持自主性的整合服务研究项目[28]；Silver Code[29]。

区分晕厥性和非晕厥性跌倒很重要，但并不总是那么容易，因为记忆障碍、回忆偏差或与晕厥相关的顺行或逆行性失忆都很常见。很多情况下，没有直接的目击者提供信息，意味着临床医师不得不在权衡各种可能性的基础上作出判断。站立位时跌倒——"隐形创伤"——可能与衰弱老年人的严重损伤有关，这很容易被忽略。

9.2.5　疼痛

由于沟通障碍，疼痛可能很难评估，因此，非语言方面的线索可能更有用。由于共病和多重用药治疗，阿尔茨海默病患者的疼痛管理很具有挑战性。评估个体正常行为方式的变化，作为增加的压力水平或潜在疼痛的指标，其重要性不可低估。改良的Abbey疼痛量表强调了患者的照顾者/家人的参与。早期、有效的疼痛缓解的重要性不言而喻，同时也可以降低发生谵妄的风险。

9.2.6 败血症

败血症对于身体虚弱的老年人来说是一个巨大的挑战，该病可能被过度诊断或诊断不足。在大多数情况下，除非明显的体液过多（记住骶部水肿可能是唯一的征兆），否则均需要利尿。综合流程化治疗可能会有所帮助，但通常没有经过验证或没有专门设计用于衰弱的老年人（表9.1）。老年人的许多异常情况都是偶然发生的，最好的例子就是普遍存在的"试纸阳性尿路感染"。这里的难题在于无症状菌尿症（通常为尿液试纸阳性）普遍存在（多达50%的养老院居民）。而无症状菌尿症的治疗被认为没有益处[30]。尿路感染的临床诊断需要排尿困难、尿频、耻骨上压痛、尿急、多尿和血尿等症状中的2种或3种以上，在对显而易见的败血症没有任何其他更好的解释的时候[31]。

如表9.1所示，在实施常规败血症综合流程化治疗时，考虑潜在问题的范围过程中，CGA方法的重要性显而易见。

表9.1　在老年人中实施败血症综合流程化治疗时的注意事项

流程	注意事项
输送高流量氧气	谨记二氧化碳潴留
进行血培养	小心；与谵妄有关的躁动不会对患者或工作人员造成伤害
经验性静脉内抗生素治疗	平衡艰难梭状芽孢杆菌、抗生素耐药性、错过非感染性诊断的风险（如患者接受了抗生素治疗，所以认为肯定是败血症……却错过硬膜下感染的诊断）
检测血清乳酸水平和发送全血计数	基于60岁人群的验证研究；不清楚是否对衰弱和有多发共病的老年人有预后意义
开始静脉输液复苏	发病前常有脱水症状，急性疾病会加重容量不足——必须根据临床反应进行谨慎滴注
开始准确地计算尿量	但不要急于插入导尿管；与导管相关的败血症很常见，随后由于逼尿肌功能障碍而导致的尿失禁也很常见。减少不必要的导管插入可提高患者安全性[32]。可考虑改为根据血压、脉搏和颈静脉压评估水合状态

9.3　为什么在急诊室中使用CGA?

上一节着重强调，衰弱是急诊室中的重要考虑因素，如何相对快速、简便地识别出衰弱因素，基于证据施加的干预措施非常有价值。本节将简要概述用于改善急诊室中老年人治疗的研究证据，并展望未来的方法。

首先，需要注意的是已有的证据表明，CGA可以改善急诊治疗环境中老年人（衰弱）的结局[33,34]。但是CGA是"黑匣子"干预，要了解其在急诊室中的应用，需要进行一些解构。CGA的核心要素如下。

- 以患者为中心（而不是关注疾病）。
- 多维（医学、心理和功能能力），跨学科诊断过程（其中专家们对于患者病情进行的讨论甚至比个人评估更重要）。
- 制订协调一致的治疗计划。
- 减少医源性损害（准确的诊断，药物复查，避免不必要的操作，如插入导尿管）。
- 早期出院计划。
- 随访（病例管理）。

还需注意的是，通过早期活动、定向、寻路、熟悉度和社交化来防止认知和机体功能下降的方式可以改善预后[35]。表9.2列出了已发表的急诊室的CGA研究，并评估了以上列出的CGA成分，这些成分似乎是作为每种干预措施的一部分提供的。虽然这不是正式的多元回归分析，但结果的改善与所提供的CGA评价指标的数量之间确实存在一定的相关性。包含5个或以上CGA成分的干预措施的研究都能够显示出服务效果的提高，而1/4的研究中CGA成分少于5个。尽管干预的深度和广度似乎越稳健，就越有可能产生影响，但人们也越来越意识到，CGA的所有评价指标对于有效的评价都是必要的。从临床角度看，似乎有协同作用，整体大于各部分的总和。在临床场景中很好地说明了这一点，这些场景展示了学科之间的相互作用（CGA的学科交叉性），不是让单个学科通过MDT讨论进行评估，

表9.2　基于急诊室的CGA研究的解构

研究项目	研究对象	干预措施	CGA成分：+证据明显；?不清楚；-无涉及							成分数量	对结果的影响				
			PC	MD	ID	CIP	RI	ED	CM		再入院	入院	日常生活活动能力	入住长期护理机构	死亡
米勒等, 1996[36]	65岁以上	老年病学病例查找和联络服务 老年科护理专家和ED人员	+	+	?	?	?	?	+	3	3个月(↔)	N/A	N/A	↔	↔
McCusker等, 2001, 2003[37,38]	65岁以上, ISAR≥2 用于出院	老年科护理专家, 咨询ED与老年医学工作人员	+	+	+	?	?	不适用	+	4	30天(↑)	N/A	4m(↓)	N/A	N/A
Mion等, 2003[39]	65岁以上, 用于出院	老年科护理专家, 咨询ED与老年医学工作人员	+	+	+	+	+	不适用	?	5	30天(↔) 120天(↔)	N/A	N/A	30天(↓) 120天(↔)	30天(↔) 120天(↔)
Caplan等, 2004[40]	75岁以上, 用于出院	老年科护理专家, 咨询老年医学人员	+	+	?	?	?	不适用	+	5	30天(↓) 18个月(↓)	N/A	6个月(↓)	↔	↔
Basic和Conforti, 2005[41]	65岁以上的老年综合征患者	老年科护理专家	+	?	?	?	?	+	-	2	N/A	↔	居家期间	N/A	N/A

续 表

研究项目	研究对象	干预措施	PC	MD	ID	CIP	RI	ED	CM	成分数量	再入院	入院	日常生活活动能力	入住长期护理机构	死亡
			CGA成分: +证据明显; ?不清楚; -无涉及								对结果的影响				
Foo等, 2012[42]	65岁以上，住在家里	接受过老年医学培训的急诊护士，请教ED专家或老年病学专家或护士	+	+	+	+	+	+	-	6	3个月（↓） 6个月（↓） 9个月（↓） 12个月（↓）	N/A	N/A	N/A	↔
阿伦兹等, 2012, 2013[43, 44]	65岁以上的老年综合征	专职医疗人员，必要时请教其他专家	+	?	?	?	-	?	?	1	28天（↓） 1年（↑）	↓	N/A	N/A	28天（↔） 1年（↔）
赖特等, 2014[45]	70岁以上，老年综合征患者	多学科老年医学合作小组	+	+	+	+	+	+	+	7	N/A	↓	N/A	N/A	N/A
Foo等, 2014[46]	65岁以上，TRST=2，出院	老年护理专家	+	+	?	-	不适用	+	?	3	3、6、9、12个月（↔）	N/A	3个月（↓） 6个月（↓） 9个月（↓） 12个月（↓）	N/A	↔
埃利斯等, 2012[47]	65岁以上的老年综合征患者	ACE部门的老年护理专家和老年病医师	+	+	?	+	+	?	?	5	7天（↔） 30天（↔）	N/A	N/A	12个月（↔）	12个月（↔）

续　表

研究项目	研究对象	干预措施	CGA成分：+证据明显；?不清楚；－无涉及							成分数量	对结果的影响				
			PC	MD	ID	CIP	RI	ED	CM		再入院	入院	日常生活活动能力	入住长期护理机构	死亡
Keyes等，2014[48]	65岁以上	护士、社工、药剂师和医师	+	+	+	+	+	+	+	7	30天（↔）	↓	N/A	N/A	N/A
康罗伊等，2014年[49]	65岁以上的老年综合征患者	跨学科团队、老人科，与ED的联系，可进入专用区域	+	+	+	+	+	+	+	7	7天（↔）30天（↔）90天（↓）	↓	N/A	N/A	N/A

注：PC，以患者为中心；MD，多维评估；ID，跨学科干预；CIP，协调一致的综合计划；RI，减少医源性损伤；ED，早期出院计划；CM，病例管理。

而是在扁平化的层次结构中进行操作，这允许进行建设性的跨学科挑战。临床情况很好地说明了这一点，这些情况证明了学科之间互动而不仅仅是个人评估的好处。通过扁平化的层次结构可以进行建设性的跨学科挑战，从而促进了这种互动。例如，可能会因为指出住院通常会增加跌倒的风险，而基于家庭的康复可能会带来实质性的好处，以此质疑由担心在家跌倒的治疗师提出的康复选择。同样，治疗师也会为诊断过程带来有用的信息，如"适合回家"且运动时出现新的呼吸困难的患者可能会提示需重新评估呼吸功能并确定潜在的新诊断。

评估是一个过程，而不是一个离散事件，这也是关键。在急诊留观过程中，该过程应以迭代方式继续进行，并且诊断要素应对路径与所预期的偏离敏感。例如，如果针对跌倒和髋部疼痛但没有骨折的个体的初始治疗计划是"增加镇痛药物，减少抗高血压药并且一旦能够在使用助行辅具的情况下步行5m即可回家"，但在14小时之后，疼痛仍然是一个问题，可能需要重新诊断并考虑进一步影像学检查。

照顾同一患者的团队需要了解和尊重彼此的角色，并了解和理解彼此的所作所为，以及医疗将如何影响康复目标，反之亦然。例如，尽管康复治疗师不需要了解急性心力衰竭的详细治疗方法，但重要的是，他们应该知道在开始的几天里可能需要静脉使用利尿药，这会导致多尿症，然后能够将减少水分摄入纳入到康复治疗计划。同样，医师需要意识到，患者MRC分级为5级，但这并不一定能改善患者的呼吸功能。

9.4　急诊室中理想的CGA是什么样的？

通过以上述方式解析CGA，有可能以适合急诊室的方案来重构CGA。在以下内容中，将描述适用于急诊室的理想CGA评估体系。作者不知道这种评估服务是否存在，也不知道这种评估服务是否被正式描述和/或验证过。

9.4.1 环境

专门针对年老体弱者设计的急诊室与儿科急诊室类似。但是，与常见的单独的儿科急诊室相比，老年人将成为急诊室的核心使用者，因此，单独的结构不太可取。这些小细节应贯穿始终。

- 地板和天花板应铺设吸收性的橡胶材料，以减少噪声并增强语言理解力，降低患者跌倒时受伤的风险。
- 可以调节自然光和人造光以反映一天中的时间。在不可能获得直接自然光的地方，应考虑使用反射光、灯柱和其他人工照明。
- 暖色、哑光、无图案墙。
- 没有斑点、闪光或纹理的地板，与墙壁（而不是地板）的色调匹配，与封顶条形成鲜明对比。
- 隔间内外使用强烈对比的专用颜色的文字和图标。
- 隔间的颜色应从门口开始，延续到窗帘和家具。
- 清晰的、大的指针式时钟。
- 900mm 高度处安有扶手。
- 常规大小座位区用于休息。
- 中等力度即可打开的门，并带有舒适的把手。
- 装有可以观察房间内情况的玻璃。
- 墙上设有有趣的聚焦处。
- 升降机和其他设备易于存放，以减少混乱。
- 附近有无障碍厕所。

显然，这些清单并不是详尽无遗漏的，而是提供了需注意的范围和细节的概念。

9.4.2 以人为本

以人为本的照护（person-centred care，PCC）尊重患者的一切，包括这个人的历史、价值观、偏好和作出选择的权利[50]。这旨在增强患者对生活的参与度和乐趣，使其保持能力，避免痛苦的传播与蔓延。

假设一个衰弱的老年人因胸痛前来急诊。胸痛患者的一种常见处理方法是进行快速评估，启动将心脏风险分层的测试，保证胸痛不是心源性的，然后出院。对于那些已经接受治疗并担心自己可能患有心脏病的患者来说，这可能会有所帮助。可以准备一些方案，自动生成并提供快速、高效和可能有效的服务。但是，这种方法对衰弱的老年人用处不大，因为他们的胸痛可能涉及多种疾病。重要的是要在更广泛的范围内评估疼痛，而这实际上只能通过进行多维评估来解决。然后，可能发生这种情况，疼痛实际上是由于肩关节炎发作而引起的，原因是该患者由于认知功能障碍（迄今尚未被诊断）的病情恶化而忘记服用镇痛药。因此，解决方案不是保证疼痛不是源于心源性疾病，而是转诊到记忆诊所，并组织对用药的监督。因此，这是个性化治疗，根据对一系列因素的理解为个人量身定制。

以人为本的照护还尊重个人的偏好和选择，例如，由于个人更在意的是生活质量而不是生命长度，因此，拒绝对明显严重的情况进行持续检查。简而言之，以人为本的照护是在对待人，而不只是遵循针对特定病情的方案。

患者都希望接受以患者为中心的照护，但对于衰弱的老年人（患有多种并发症）而言，这一点尤为重要，意味着传统的以疾病为导向的方法可能无效甚至是危险的。

9.4.3 患者识别

理想的急诊室将根据衰弱程度（需求）及特定条件（疾病）对人群进行风险评估。他们可能使用有效且易于完成的简单量表，如临床衰弱量表（见上文）。衰弱程度的识别可能由院前服务部门进行，并且是移交的一部分，或者将与早期预警分数一起进行移交评估过程。自动化的跟踪系统将提醒医疗人员衰弱者的存在，这反过来又会触发不同的治疗模式。

9.4.4　多维评估

所有急诊室人员将拥有启动多维评估（CGA）所必需的基本能力，并拥有易于访问的电子学习平台和/或临床流程化治疗方案的支持。老年医学团队将被嵌入到患者路径的关键点上，在一些困难场景通过角色示范和直接临床治疗来为急诊室人员提供支持。

9.4.5　制订协调一致的治疗计划

CGA通常会通过制订分层问题列表来提供大量需要确定优先级的信息，这个分层问题列表将由上述多个方面提供信息。治疗计划应该是针对每个患者的个人计划，最好与所有医务人员、患者及参与治疗的非正式护理人员进行讨论。

由于急诊室在筛查和发现问题中发挥着重要作用，因此进一步规划的重要部分将是转诊至医院内外的其他服务，如转诊至记忆诊所、跌倒诊所、CGA部门和初级保健提供者。

通过老年综合评估对早期出院计划中的老年患者进行全面了解可以加快有关患者出入院的决策过程，并可能间接影响早期出院的患者数量。可以避免入院，取而代之的是安全出院或替代入院（日间医院）或可以上门服务的医院[19, 20, 46-51]。

标准化的沟通系统将允许生成分层问题列表，并对其进行案例管理，这些问题列表本质上是多维的，并专注于以患者为中心的治疗目标。

9.4.6　减少医源性损伤

急诊室工作人员将意识到常见的操作程序（如留置导尿管）的危害，并会三思而后行，在没有强有力理由的情况下，避免对衰弱的老年人进行此类操作。

急诊室工作人员将可以使用诸如STOPP-START工具和抗胆碱能负荷量表（Anticholinergic Burden Scale）之类的评估表，这将使他们有信心在急诊环境中合理用药，在某些情况下还可以排除入院治疗的必要。他们将意识到与初级保健医师进行交流和反馈以进行持续监控的重要性。

在严重衰弱的人群中，需考虑存在损伤风险的检查（如对比增强CT扫描）是否合适，确定这类诊断措施是否能提高生活质量。

9.4.7 早期出院计划

需要对在医院或在家庭治疗的相对风险和收益进行仔细考虑。急诊室医务人员需意识到与医院相关的危害的风险，并权衡入院诊治与家庭治疗的利弊。如果认为家庭治疗是一个适当的选择，则在与患者和其家人讨论之后，分层问题列表（CGA的初始输出）将传达给初级保健提供者和社区团队，以指导正在进行的护理。急诊室的工作人员能够意识到急诊室本身不是理想的进行详细评估的场所，因此将首先传达紧急和重要的问题，以便社区团队可以解决任何悬而未决的问题。急诊科医师将意识到再入院的风险，因为他们将从电脑系统接收实时数据，这些数据基于临床衰弱量表得出的本地运行算法来指示再次入院的风险。急诊室工作人员将确定哪些问题最有可能导致再次入院，并对这些问题进行优先排序。例如，如果某人跌倒而去急诊室，那么将来的再次入院很可能与跌倒或活动能力有关，因此，在考虑骨骼保护的同时尽早转入社区治疗或预防跌倒会有所帮助。

9.4.8 随访

转诊机构间的协调和推荐的治疗措施的协调将增加成功出院的机会。

急诊室医务人员会例行询问是否已经安排专人来管理出院患者的治疗，并确保他们能拿到患者急诊室出院小结的副本；如果患者被收入病房，则会向住院患者治疗团队提供副本。

9.5 CGA在急诊科诊疗中的应用

以下面这个病案为例。

吉娜是一位阿尔茨海默病患者，每天接受2次居家护理。她通常需借助拐杖步行，既往有白内障、骨关节炎、高血压、心力衰竭和耳聋的病史。此次就诊是因被其陪护人员于夜间发现她倒在地上，遂由救护车送到急诊科。来院时患者意识模糊，伴有尿失禁。她平时服用的药物有氨氯地平、多奈哌齐、苄氟噻嗪和阿米替林。

进入急诊科后，吉娜首先被引导至预检分诊台，由护士收集观察到的基本信息，护士使用的是按年龄分类的分诊方法，充分考虑到了老年人病情变化快的特点，从而降低分诊风险。经过初步评估，护士发现吉娜的一般情况较差，故进一步实施了CGA，评估花费了不到2分钟就完成了，结果提示吉娜可能存在谵妄。

急诊科对体弱的吉娜特别照顾，为其安排了易于降低高度的推车，以方便她的过床转移。由于存在耳聋，护士们用便携式扩音器（急诊科的两个扩音器之一）与患者沟通交流，使得患者更易理解和配合。

另外，吉娜还有白内障和认知功能障碍，导致她难以识别周围的环境，好在急诊科拐弯处有一座大钟，而且工作人员均佩戴包含岗位信息和工号的大号字体的工作牌，从而降低了患者识别的难度。诊室配色的基调是奶油色墙壁，褐红色的标牌及地板，可形成色差；对于老年人而言，这种配色比常用的淡蓝色背景更利于观察，因为淡蓝色无法提供如此清晰的色差，而且可能看起来像脏旧的灰色。

急诊科进行评估的主治医师最近刚刚参加了有关老年人创伤的培训，这是国家GEM课程的一部分。他知道衰弱的患者从站立位跌倒容易导致颈椎损伤，因此对于此类患者应该常规进行颈部CT检查；另外，还需要检查是否有皮肤压力性损伤和肋骨骨折，因为这些常常被漏诊。

患者完成CT检查后被送到急诊科的主诊区，由该区的一位临时代理医师开具镇痛药物，根据急诊科的《老龄、衰弱患者急性镇痛指南》，临时代理医师首先评估了患者的便秘情况，然后开出了泻药和小剂量阿片类镇痛药的处方。

吉娜的CT结果排除了骨折，但颈椎有严重的退行性改变，伴中度脑萎缩和脑室周围白质改变，提示有小血管疾病。

因为吉娜衰弱且可能存在认知功能障碍，她被自动转到急诊科的衰弱患者治疗小组，每个班次该小组都有一名专科护士。该护士从患者女儿那里了解了相关的病史及社会背景。同时，一位具有老年急诊医学专科培训经历的主任医师回顾了患者的用药史，并与临时代理医师讨论了病情，详细解释了进一步调查跌倒和尿失禁原因的必要性。主任医师停用了阿米替林，建议临时代理医师开始初步进行与谵妄相关的检查：包括一系列的血液检查、感染筛查、药物回顾，以及与尿失禁有关的膀胱检查。

该急诊科规定：在安全的前提下，对于衰弱的老年患者，应首选坐在推车上，而非仰卧。吉娜自觉在推车上坐着不舒服，因此将她转移到带有软垫的躺椅上。地板是特殊的防滑材料，可减少转移时患者跌倒的风险。在转移过程中，护士经评估发现患者无法脱离支撑物独自站立，因此，护士将其标记为需要物理治疗师协助人员。

也正由于吉娜无法脱离支撑物独自站立或步行，使得她在到达急诊科后的2小时内就被转诊到衰弱病房。急诊科的这些文件资料一直与她同步转诊，文件预留了空白部分，以供评估医师制定分层问题列表，资料中还包括了管理衰弱患者的专科护士获取的基础病史。

9.6 总结

本章强调了急诊科作为卫生和社会治疗体系中关键决策单元的重要性，急诊科处于独特的位置以具有成本－效益的方式影响有紧急治疗需求的老年人的照护和照护路径。急诊团队充满活力、适应力强而且务实，因此，非常适合满足老龄化人口的需求。

这一治疗过程的核心内容已经发展成熟，包括衰弱情况的识别、CGA和转诊能力，以帮助团队提供所需的治疗。

并非所有的急诊科工作人员都认为自己在老年人治疗过程中起着重要的作用。有一些可能与他们的信心和能力有关，但还有另一些人可能与态度有关，可以通过角色塑造、激励和奖励机制，以及严格的管理来改变那些消极者的态度。

老年急诊医学在北美已经很成熟，现在是欧洲引领潮流的时候了。

参 考 文 献

［1］MASON S，KNOWLES E，COLWELL B，et al. Effectiveness of paramedic practitioners in attending 999 calls from elderly people in the community：cluster randomised controlled trial［J］. BMJ，2007，335（7626）：919. doi：10.1136/bmj.39343.649097.55.

［2］DIXON S，MASON S，KNOWLES E，et al. Is it cost effective to introduce paramedic practitioners for older people to the ambulance service? Results of a cluster randomised controlled trial［J］. Emerg Med J，2009，26（6）：446-451.

［3］LOGAN PA，COUPLAND CAC，GLADMAN JRF，et al. Community falls prevention for people who call an emergency ambulance after a fall：randomised controlled trial［J］. BMJ，2010，340：c2102.

［4］SACH TH，LOGAN PA，COUPLAND CAC，et al. Community falls prevention for people who call an emergency ambulance after a fall：an economic evaluation alongside a randomised controlled trial［J］. Age Ageing，2012，41（5）：635-641.

［5］PURDY S. Avoiding hospital admissions what does the research evidence say?［M］London：The King's Fund，2010.

［6］FAN L，LUKIN W，ZHAO J，et al. Interventions targeting the elderly population to reduce emergency department utilisation：a literature review［J］. Emerg Med J，2015，32（9）：738-743.

［7］ROLAND M，ABEL G. Reducing emergency admissions：are we on the right track?［J］BMJ，2012，345：23.

［8］ROCKWOOD K，MITNITSKI A. Frailty in relation to the accumulation of deficits［J］. J Gerontol Ser A Biol Sci Med Sci，2007，62（7）：722-727.

［9］CLEGG A，YOUNG J，ILIFFE S，et al. Frailty in elderly people［J］. Lancet，2013，381：752-762.

［10］FRIED L，TANGEN C，WALSTON J，et al. Frailty in older adults：evidence for a phenotype［J］. J Gerontol Med Sci，2001，56A（3）：M146-M156.

［11］BOYD C，XUE Q，SIMPSON C，et al. Frailty，hospitalization，and progression of disability in a cohort of disabled older women［J］. Am J Med，2005，118（11）：1225-1231.

［12］CARTER EJ，POUCH SM，LARSON EL. The relationship between emergency department crowding and patient outcomes：a systematic review［J］. J Nurs

Scholarsh，2013，46（2）：106-115.

[13] LIEW D，KENNEDY M．Emergency department length of stay independently predicts inpatient length of stay [J]．Med J Aust，2003，179：524-552.

[14] BERNSTEIN S，ARONSKY D，DUSEJA R，et al．The effect of emergency department crowding on clinically oriented outcomes [J]．Acad Emerg Med，2009，16（1）：1-10.

[15] PINES J，POLLACK C，DIERCKS D，et al．The association between emergency department crowding and adverse cardiovascular outcomes in patients with chest pain [J]．Acad Emerg Med，2009，16（7）：617-625.

[16] PINES J，LOCALIO R，HOLLANDER J，et al．The impact of emergency department crowding measures on time to antibiotics for patients with community-acquired pneumonia [J]．Ann Emerg Med，2007，50（5）：510-516.

[17] PINES JM，GARSON C，BAXT WG，et al．ED crowding is associated with variable perceptions of care compromise [J]．Acad Emerg Med，2007，14（12）：1176-1181.

[18] WILER J，HANDEL D，GINDE A，et al．Predictors of patient length of stay in 9 emergency departments [J]．Am J Emerg Med，2012，30（9）：1860-1864.

[19] GILL TM，ALLORE HG，HOLFORD TR，et al．Hospitalization，restricted activity，and the development of disability among older persons [J]．JAMA，2004，292（17）：2115-2124.

[20] SHEPPERD S，DOLL H，ANGUS R，et al．Admission avoidance hospital at home [J]．Cochrane Database Syst Rev，2008，8（4）：CD007491.

[21] CONROY S，DOWSING T．The ability of frailty to predict outcomes in older people attending an acute medical unit [J]．Acute Med，2013，12（2）：74-76.

[22] ELLIS G，WHITEHEAD M，O'NEILL D，et al．Comprehensive geriatric assessment for older adults admitted to hospital [J]．Cochrane Library，2011，6（7）：CD006211.

[23] WALLIS SJ，WALL J，BIRAM RW，et al．Association of the clinical frailty scale with hospital outcomes [J]．QJM，2015，108（12）：943-949.

[24] CARPENTER CR，SHELTON E，FOWLER S，et al．Risk factors and screening instruments to predict adverse outcomes for undifferentiated older emergency department patients：a systematic review and meta-analysis [J]．Acad Emerg Med，2015，22（1）：1-21.

[25] CONROY SP，TURPIN S．New horizons：urgent care for older people with frailty [J]．Age Ageing，2016，45（5）：577-584.

[26] ROCKWOOD K，SONG X，MACKNIGHT C，et al．A global clinical measure of

fitness and frailty in elderly people [J]. CMAJ, 2005, 173 (5): 489-495.

[27] MCCUSKER J, BELLAVANCE F, CARDIN S, et al. Prediction of hospital utilization among elderly patients during the 6 months after an emergency department visit [J]. Ann Emerg Med, 2000, 36 (5): 438-445.

[28] RAÎCHE M, HÉBERT R, DUBOIS M-F. PRISMA-7: a case-finding tool to identify older adults with moderate to severe disabilities [J]. Arch Gerontol Geriatr, 2008, 47 (1): 9-18.

[29] DI BARI M, SALVI F, ROBERTS AT, et al. Prognostic stratification of elderly patients in the emergency department: a comparison between the "identification of seniors at risk" and the "silver code" [J]. J Gerontol Ser A Biol Sci Med Sci, 2012, 67 (5): 544-550.

[30] ZALMANOVICI TA, LADOR A, SAUERBRUN-CUTLER MT, et al. Antibiotics for asymptomatic bacteriuria [M]. John Wiley & Sons, 2012. doi: 10.1002/14651858.CD009534.pub2.

[31] Scottish Intercollegiate Guidelines Network. Management of suspected bacterial urinary tract infection in adults. 2006. http: //www.sign.ac.uk/assets/sign88.pdf.

[32] ELPERN E, KILLEEN K, KETCHEM A, et al. Reducing use of indwelling urinary catheters and associated urinary tract infections [J]. Am J Crit Care, 2009, 18: 535-541.

[33] BAZTAN JJ, SUAREZ-GARCIA FM, LOPEZ-ARRIETA J, et al. Effectiveness of acute geriatric units on functional decline, living at home, and case fatality among older patients admitted to hospital for acute medical disorders: meta-analysis [J]. BMJ, 2009, 338: b50.

[34] ELLIS G, WHITEHEAD MA, ROBINSON D, et al. Comprehensive geriatric assessment for older adults admitted to hospital: meta-analysis of randomised controlled trials [J]. BMJ, 2011, 343: d6553.

[35] FOX MT, SIDANI S, PERSAUD M, et al. Acute care for elders components of acute geriatric unit care: systematic descriptive review [J]. J Am Geriatr Soc, 2013, 61 (6): 939-946.

[36] MILLER DK, LEWIS LM, NORK MJ, et al. Controlled trial of a geriatric case-finding and liaison service in an emergency department [J]. J Am Geriatr Soc, 1996, 44 (5): 513-520.

[37] MCCUSKER J, VERDON J, TOUSIGNANT P, et al. Rapid emergency department intervention for older people reduces risk of functional decline: results of a multicenter randomized trial [J]. J Am Geriatr Soc, 2001, 49 (10): 1272-1281.

[38] MCCUSKER J, DENDUKURI N, TOUSIGNANT P, et al. Rapid two-stage

emergency department intervention for seniors: impact on continuity of care [J]. Acad Emerg Med, 2003, 10（3）: 233-243.

[39] MION LC, PALMER RM, MELDON SW, et al. Case finding and referral model for emergency department elders: a randomized clinical trial [J]. Ann Emerg Med, 2003, 41（1）: 57-68.

[40] CAPLAN GA, WILLIAMS AJ, DALY B, et al. A randomized, controlled trial of comprehensive geriatric assessment and multidisciplinary intervention after discharge of elderly from the emergency department--the DEED II study [J]. J Am Geriatr Soc, 2004, 52（9）: 1417-1423.

[41] BASIC D, CONFORTI DA. A prospective, randomised controlled trial of an aged care nurse intervention within the emergency department [J]. Aust Health Rev, 2005, 29（1）: 51-59.

[42] FOO CL, SIU VW, TAN TL, et al. Geriatric assessment and intervention in an emergency department observation unit reduced reattendance and hospitalisation rates [J]. Australas J Ageing, 2012, 31（1）: 40-46.

[43] ARENDTS G, FITZHARDINGE S, PRONK K, et al. The impact of early emergency department allied health intervention on admission rates in older people: a non-randomized clinical study [J]. BMC Geriatr, 2012, 12: 8.

[44] ARENDTS G, FITZHARDINGE S, PRONK K, et al. Outcomes in older patients requiring comprehensive allied health care prior to discharge from the emergency department [J]. Emerg Med Australas EMA, 2013, 25（2）: 127-131.

[45] WRIGHT PN, TAN G, ILIFFE S, et al. The impact of a new emergency admission avoidance system for older people on length of stay and same-day discharges [J]. Age Ageing, 2014, 43（1）: 116-121.

[46] FOO CL, SIU VW, ANG H, et al. Risk stratification and rapid geriatric screening in an emergency department-a quasi-randomised controlled trial [J]. BMC Geriatr, 2014, 14: 98.

[47] ELLIS G, JAMIESON CA, ALCORN M, et al. An Acute Care for Elders（ACE）unit in the emergency department [J]. Eur Geriatr Med, 2012, 3（4）: 261-263.

[48] KEYES DC, SINGAL B, KROPF CW, et al. Impact of a new senior emergency department on emergency department recidivism, rate of hospital admission, and hospital length of stay [J]. Ann Emerg Med, 2014, 63（5）: 517-524.

[49] CONROY SP, ANSARI K, WILLIAMS M, et al. A controlled evaluation of comprehensive geriatric assessment in the emergency department: the 'Emergency Frailty Unit' [J]. Age Ageing, 2014, 43（1）: 109-114.

[50] MCCORMACK B. Person-centredness in gerontological nursing: an overview of the

literature［J］. J Clin NursJournal of Clinical Nursing，2004（13）：31-38.

［51］SHEPPERD S，DOLL H，BROAD J，et al. Early discharge hospital at home［J］. Cochrane Database Syst Rev，2009，21（1）：CD000356.

10 肿瘤患者的老年综合评估

10.1 介绍

　　随着社会老龄化的加重，老年癌症患者的数量将稳步增加。实际上，老年癌症患者占新诊断癌症患者的2/3，而与死亡相关的癌症中近3/4发生在65岁及以上的患者中[1]。但是，由于共病和功能状态的影响，在癌症临床试验中，老年癌症患者的代表性不足（65岁及以上患者中占1/3）[2]。

　　随着年龄的增长，癌症人群在共病、功能状态、营养、活动、情绪和认知方面具有很大的异质性，需要个性化治疗[3]。在这种情况下，国际老年肿瘤学会（International Society of Geriatric Oncology，SIOG）、美国国家综合癌症网络（National Comprehensive Cancer Network，NCCN）、欧洲癌症研究和治疗组织（European Organisation for Research and Treatment of Cancer，EORTC）和欧洲乳腺癌专家协会（European Society of Breast Cancer Specialists，ESBCS）建议对老年癌症患者进行全面的CGA，以帮助癌症专家确定最佳治疗方案并避免治疗不足或治疗过度[4-7]。但是，CGA既耗费时间和资源，也并非所有患者都需要。因此，通过多学科的方法，医师们开发了简单的筛查工具，以识别需要GGA的患者（所谓的易受伤害的患者），这些患者将从CGA中受益[8]。

　　本章重点介绍在过去的10年中在老年肿瘤科中使用CGA的证据。

10.2 用于癌症患者CGA的维度和工具

CGA是一种多维、多学科的评估方法，在过去10年中已逐渐用于老年癌症患者。CGA旨在检测和治疗一些老年患者中常见的未知问题，这些问题会干扰癌症的自然进程和抗癌治疗[4]。因此，CGA提供了一种全面的方法来有针对性地指导老年病干预措施，伴或不伴随访及适当的癌症治疗[4]。在老年肿瘤学中进行的大多数研究均以70岁及以上作为CGA的阈值年龄，但有人提出了其他年龄界限[4]。

我们缺乏证据来指出CGA中应该评估的维度数量，这可能解释了研究中使用的CGA工具的广泛差异。此外，对于定义CGA受损和老年癌症患者的"脆弱性"的维度数目尚无共识[9, 10]。表10.1提供的在2007—2014年进行的针对患有各种癌症的老年患者的研究中，CGA中使用的大多数维度和工具（每个维度至少有2个工具）[3-7, 9-11]。使用的维度数量为3～8个，工具的数量为4～11个，定义CGA损害的维度数量为1～2个。

表10.1 老年癌症患者的CGA最常用的维度和工具[3-7, 9-11]

维度	工具
社会性	医疗成果研究独自生活的社会支持调查
依赖性	日常生活活动 工具性日常生活活动
移动性	计时的起立－行走测试 SPPB 最近6个月内至少有2次跌倒
营养	MNA 体重指数≤18kg/m^2，最近3个月内体重减轻≥1kg
认知	简易便携式心理状态问卷 MMSE 画钟测试，连线测试
情绪	老年抑郁量表4、15或30 住院焦虑和抑郁量表

续　表

维度	工　具
共病	查尔森共病指数 老年人累积疾病等级量表
药物	每天≥5种药物 每天≥9种药物 每天≥10种药物

10.3　如何识别可能受益于CGA的老年癌症患者

考虑到老年人群癌症发病率的增加、接受老年肿瘤学培训的老年科医师人数有限以及CGA非常耗时的事实，在日常操作中，CGA似乎很难在所有患者中系统地执行。因此，科学学会提出了一种分两步走的方法：①应用临床实践中简单易用的工具识别易受伤害的老年癌症患者。②进行CGA。

在Decoster等最近发表的一篇综述确定的17种工具中，只有2个是针对年龄较大的癌症患者的[8]：简化CGA（aCGA）[12]和老年量表-8（G8）[13]。老年肿瘤学中经常使用的其他筛查工具包括东部肿瘤协作组体能状态（Eastern Cooperative Oncology Group-Performance Status，ECOGPS）[14]、Fried衰弱表型[15]、Groningen衰弱指标[16]、患者检别分类风险筛查工具[17]和易受伤害老年人调查13（Vulnerable Elders Survey-13，VES-13）[18]。提到统计性能，aCGA、G8和VES-13具有80%以上的灵敏度和60%以上的特异度。

SIOG、法国老年肿瘤学学会和法国国家癌症研究所目前推荐使用G8来识别可能从完整的CGA中受益的老年癌症患者，G8可以在日常临床实践中轻松使用（执行时间少于5分钟）。但是，该工具的灵敏度和特异度取决于患者的肿瘤部位[20]。促使人们探索改进其统计性能的方法。目前，改良版G8包括的6项内容（体重减轻、认知/情绪、表现、自我报告的健康状况、每天6种或更多药物，以及心力衰竭、冠心病病史）已得到验证，其灵敏度为89.2%、特异度为79%，在不同癌症类型之间具有良好的同质性[21]。"金标准"为GA异常，即至少在以下一项测试中得分欠佳：日常生活活动（ADL≤5/6）、工具性日常生活活动（IADL≤7/8）、简易精神状态检查（MMSE≤23/30）、简易老年抑郁量表（Mini GDS≥1）、简易营养评估（MNA≤23.5/30）、老年人累积疾病等级量表（CIRS-G至少1种共病3级或4级），以及计时的起立－行走测试（>0.20秒）。

已开发出的筛查工具可以识别出从CGA中受益的老年癌症患者，但其灵敏度和特异度欠佳，因此可根据不同的癌症部位使用不同的筛查工具，或者根据癌症类型使用具有不同权重的单一工具。但这两种方法还需要进一步的前瞻性研究进行验证。

10.4 CGA作为老年肿瘤学的决策支持

建议使用CGA来帮助肿瘤学家个性化制定和优化针对老年癌症患者的最佳抗癌治疗策略。通过其多维方法，CGA可以通过评估老年患者的优势和劣势，来帮助肿瘤科医师选择可从标准抗癌治疗中受益的患者、因现有健康问题需要调整治疗方案的患者及仅应给予支持治疗的患者。根据过去10年发表的研究，CGA影响了20.8%～60.0%病例的治疗计划，并且与修改治疗决策相关的CGA因素在研究之间有所不同。

迄今为止，在对1967名老年癌症患者［中位年龄76岁（范围70～96岁）；87.2%为实体瘤］进行的最大规模的前瞻性研究中，当肿瘤学家在作出治疗决策时注意到CGA结果时（61.3%的患者），25.3%被评估患者的最终治疗决策发生了改变。但是，这项研究没有提供有关单个CGA维度与癌症治疗决策之间关系的信息[22]。在2008年对105名前瞻性纳入的患有实体瘤的老年癌症患者［中位年龄为82.4岁（范围73～97岁）］进行调查，以研究CGA对最终治疗决策的影响[23]，CGA修改了38.7%的癌症治疗方案。单因素分析表明，无抑郁情绪和BMI≤23kg/m^{2}与治疗决策的修改有关。36项治疗计划的修改中，有33项（91.7%）涉及化疗计划。2011年对161名实体瘤患者［中位年龄为82.4岁（范围73～97岁）］进行的另一项前瞻性研究中，根据CGA修改了49%患者的癌症治疗方案：强化治疗占57%，低强度治疗占36.7%，延迟治疗占6.3%[24]。单因素分析表明，严重共病和一项或多项日常生活活动（ADL）受损与治疗强度降低或延迟治疗相关。

涉及多变量分析的前瞻性研究加强了CGA对老年肿瘤学决策过程的影响。在一项研究中，根据CGA结果，在571名患有实体恶性肿瘤的老年患者（平均年龄78.0±4.8岁）中，有23.4%被认为不适合积极治疗[25]。高龄、独居、ADL受损和BMI低是与仅接受支持治疗相关的独立因素，而工具性ADL（IADL）评分增加与接受积极的癌症治疗相关。在一项针对375名患有各种实体肿瘤的老年患者（平均年龄79.6±5.6岁）的队列研究中，20.8%的病例修改了治疗方案（81%的治疗强度降低）[26]。低ADL评分和营养不良是治疗方案改变的独立因素。在70岁及以上的肺癌患者中，60%的患者治疗决策根据CGA结果进行修改[27]。根据简易精神状态检查（MMSE）得出的认知功能障碍是唯一与医疗决策相关的独立因素。最近，在217名患有各种实体癌的老年患者（平均年龄83.2±5.3岁）的一项探索性研究，40.5%的患者在CGA后修改了治疗方案[28]。在多变量分析中，衰弱指标（即营养、能量、力量、体力活动和活动能力）和ADL评分与最终治疗建议显著相关。

这些研究表明，某些CGA因素可能会影响治疗决策。更具体地说，功能和营养状况似乎与癌症治疗方案的修改相关。

10.5　在肿瘤学领域使用CGA评估健康问题的临床意义

CGA可检测到多个未知的健康问题，并可以用来建议对老年癌症患者进行多种干预。1967年一项针对老年癌症患者的研究中，CGA在51%的患者中发现了未知的老年问题[23]。在一项针对15名老年早期乳腺癌患者的研究中，平均每名患者需要对1.5个新的医学问题进行干预，并且在6个月的随访中，平均每名患者需要干预17次[29]。CGA所识别的老年问题通常是功能依赖性、行走问题和跌倒、抑郁或认知功能障碍、营养不良和共病[3, 9-11]。

老年癌症患者通常需要功能性帮助。传统上，为了评估功能状态，肿瘤科医师使用ECOG-PS，而老年科医师使用ADL和IADL评分。在对29项描述CGA在老年实体恶性肿瘤患者中发现的研究的系统评价中[3]，2%～50%的患者表现出功能障碍，定义为ECOG-PS 2级或更高，而10%～61%的患者至少有1个ADL项目存在缺陷。ADL和IADL的辅助需求与ECOG-PS之间的相关性是中等的，并且ADL似乎比ECOG-PS更能说明老年癌症患者的功能状态[26, 30]。

移动能力评估和跌倒风险应始终作为CGA的一部分。在对27项研究的回顾性分析中发现，老年癌症患者的跌倒率和伤害性跌倒率差异很大，共同的跌倒预测指标是门诊患者的跌倒史和住院患者的认知功能障碍[31]。

另一个要考虑的重要方面是营养不良[32]。在对29项研究的回顾性分析中[3]，有13项（45%）使用了MNA来评估营养状况，而10项（34%）观测了BMI和体重的降低情况。总体而言，有27%～83%的患者出现营养不良或存在营养不良的高风险。老年癌症患者营养不良的主要因素是胃肠道肿瘤、晚期肿瘤、化学疗法、认知功能障碍、跌倒风险和抑郁[32]。

认知功能障碍和抑郁对于接受癌症治疗的老年患者具有重大的实际影响。MMSE评估的认知功能状态显示6%～42%的患者存在认知功能障碍[3]。老年抑郁量表（GDS）对情绪状态进行了最广泛的评估，在10%～65%的患者中发现了抑郁。与老年癌症患者抑郁相关的主要因素是活动能力和功能受损、社会支持不足、认知功能障碍、多重用药和多发病，不受性别、肿瘤部位和转移状态的影响[33]。

许多工具可用于评估共病[3, 9-11]。在肿瘤学中，经常使用老年人累积疾病等级量表或查尔森共病指数。使用这些工具，在23%～70%的老年癌症患者中发现至少1种共病症，在16%～59%的患者中至少出现2种共病，在50%～81%的患者中发现至少3种共病[3]。与普通人群相比，老年患者的结直肠癌和肺癌与共病负担增加相关[34]。

因此，CGA已发现大量老年癌症患者合并多种疾病，这些疾病一方面影响癌症的治疗，另一方面与癌症共同导致患者死亡。在为老年癌症患者实施综合治疗时，识别这些问题是首要步骤。

10.6 CGA在老年肿瘤患者的个体化干预方案及随访中的临床意义

开展CGA的一个重要目的是制定和实施个性化的老年医学干预措施。在老年肿瘤学中对CGA的研究通常报告了CGA筛查流程及评估和/或对评估维度的验证。这些评估主要针对于方法，而没有包括全面的临床回顾或随访[4]。在大多数癌症研究中，CGA并不是针对有目标的临床干预措施进行的，且也不是由老年医学专家进行。很少有研究描述在老年癌症患者中基于CGA结果实施的干预措施。在一项研究中[26]，一位老年科医师对375例老年肿瘤科患者进行了CGA，并根据结果提出了多学科干预措施。干预措施包括172例（46%）社会支持、157例（41%）物理疗法、115例（31%）当前慢性的调整药物调整、262例（70%）营养护理、79例（21%）记忆评估、135例（36%）心理护理。在另一项对161例患者的研究中也得到了类似的发现：122例（76%）接受了基于CGA的干预措施，包括营养护理（43%）、抑郁症的治疗（19%）、记忆评估（18%）、慢性病药物的调整（37%）和/或社会支持（20%）[24]。在最近的一项针对1967例患者的大型队列研究中，结果显示仅25%的患者采用了涵盖所有CGA维度的干预计划[22]。

很少有随机试验评估基于CGA的治疗对患者预后的潜在影响及对老年癌症患者健康问题的随访。两项针对老年癌症术后患者的随机试验显示，高级护理人员可通过家庭护理显著提高患者的生存率[35]，或通过护理管理来提高治疗策略的适用性[36]。在一项随机2×2因子分析试验数据的次级子分析中，比较了老年住院病房、老年门诊中的衰弱癌症住院患者，接受老年医学评估和管理都可以显著改善生活质量，但对1年生存率无影响[37]。最近的一项研究表明，老年患者接受以CGA为基础的化疗效果优于缺乏CGA的干预。与观察组相比，接受CGA的干预组更有可能按计划完成癌症治疗，且所需的治疗方案修改更少[38]。目前，两项随机对照试验正在评估基于CGA的治疗和健康问题随访对癌症患者预后的潜在影响[39, 40]。

10.7 CGA在预测肿瘤化疗毒性、可行性、功能衰退和死亡率中的价值

对老年癌症患者来说，确定最佳治疗方案是一个重大挑战。CGA的一个重要目标是预测癌症治疗的毒性、可行性及死亡率（表10.2）。化疗的可行性比其他癌症治疗方法低得多[41]。与化疗可行性相关的独立因素有功能状态良好、无行走困难或无跌倒风险的活动障碍，以及较高的肌酐清除率。

一些研究调查了CGA分组与化疗毒性之间的关系[42-45]。ADL、IADL和EORTC生活质量问卷C30得分较高的非小细胞肺癌患者有可能完成化疗，而抑郁评分较高或情绪较差的患者可能出现2级或更高的精神毒性[42]。在123名转移性结直肠癌患者中，MMSE评分27/30或更低及IADL评分降低与严重化疗毒性相关[43]。Hurria等[44]和Extermann等[45]为接受不同化疗方案的混合癌患者制定了化疗毒性预测评分。Hurria等报道，500名患者中有53%表现出3级或更高的毒性。最终预测得分包括11个评分变量：年龄72岁及以上、癌症类型、化疗标准剂量、多药治疗、低血红蛋白水平、肌酐清除率小于34ml/min、听力障碍、过去6个月内1次或多次跌倒、行走障碍或受限、服用药物，以及由于身体或情绪问题而导致的社交活动减少。Extermann等研究发现，518名老年患者中，64%表现出严重的毒性，56%为3级或更高的非血液学毒性，32%为4级血液学毒性。血液学毒性的最佳预测模型包括舒张压、乳酸脱氢酶水平和IADL。非血液学毒性的最佳预测模型包括ECOG-PS、MMSE、MNA评分和方案毒性指数（regimen toxicity index）。

表 10.2 CGA 预测预后的维度[41-51]

预后指标	CGA 维度
化疗的可行性	ECOG-PS、IADL 或 ADL 评估功能状态改变
	TGUG 评估行动不便或跌倒的风险
	查尔森共病指数评估高共病率或药物量增加
化疗毒性	ADL 或 IADL 评估功能状态改变
	步行一个街区或跌倒风险评估行动能力受损
	MNA 评估营养不良
	MMSE 评估认知功能受损状态
	社交活动减少
	听力受损
总体生存率	至少 3 个维度受损
	ECOG-PS 或 ADL 评估功能状态受损
	TGUG 评估活动能力受损
	MNA 评估营养不良
	GDS 评估抑郁症
	严重共病的数量增加
功能下降	IADL 评估功能状态改变
	GDS 评估抑郁症

注：TGUG，计时起立-行走测试。

一些研究检验了 CGA 预测死亡率的能力。在涉及多变量分析的研究中，Clough-Gorr 等报道，在评估后 5 年和 10 年，3 个或更多 CGA 维度受损预测了全因死亡率和乳腺癌特异性死亡率[46]。Kanesvaran 等报道了年龄、血清白蛋白水平、ECOG-PS 和 GDS 评分，以及癌症分期与混合癌症人群总体生存率相关[47]。Soubeyran 等发现晚期疾病进展、低 MNA 评分和行动能力差（计时的起立-行走测试时间长）预示着早期死亡[48]。Ferrat 等报道了肿瘤部位、转移状态、年龄超过 80 岁、严重共病数量增加，以及营养不良与死亡相关（独立于功能损害）[49]。

只有一项研究确定了与老年患者一线化疗期间早期功能衰退相关的因素，并发现高基线 GDS 和低 IADL 评分与功能下降风险增加独立相关[50]。

最后，在至少一项研究中，每个 CGA 维度与化疗毒性和生存率相关。

最常预测死亡率和化疗毒性的维度是功能损害和营养不良。

10.8 结论

CGA具有多维的特点，为老年癌症患者的健康状况提供了更多的信息。它基于有效的工具来系统地评估功能、营养、认知、情绪、社会地位及共病。CGA有以下作用：①检测出与癌症同时存在的大量未被认识的健康问题。②实施量身定制和个性化的老年干预措施，以纠正发现的健康问题。③确定与癌症在死亡率方面相竞争的共病和老年因素。④从治疗可行性和毒性风险方面确定老年预后因素。它还可以预测营养不良和功能受损者的死亡率。因此，CGA可以帮助肿瘤学家识别出哪些老年肿瘤患者可以从最佳抗癌治疗中获益，哪些可以从支持治疗中获益。此外，CGA使得患者在抗癌治疗之前和期间，可以及早组织医学心理随访和支持治疗，来提高治疗的安全性和维持老年癌症患者的生活质量。

参 考 文 献

[1] SMITH BD, SMITH GL, HURRIA A, et al. Future of cancer incidence in the United States: burdens upon an aging, changing nation [J]. J Clin Oncol, 2009, 27: 2758-2765.

[2] LEWIS JH, KILGORE ML, GOLDMAN DP, et al. Participation of patients 65 years of age or older in cancer clinical trials [J]. J Clin Oncol, 2003, 21 (7): 1383-1389.

[3] CAILLET P, LAURENT M, BASTUJI-GARIN S, et al. Optimal management of elderly cancer patients: usefulness of the comprehensive geriatric assessment [J]. Clin Interv Aging, 2014, 9: 1645-1660.

[4] WILDIERS H, HEEREN P, PUTS M, et al. International society of geriatric oncology consensus on geriatric assessment in older patients with cancer [J]. J Clin Oncol, 2014, 32 (24): 2595-2603.

[5] NCCN. NCCN Clinical practice guidelines in oncology. Older Adults Oncology. V2.2015. NCCN. org. 2016-10-11.

[6] REPETTO L, BIGANZOLI L, KOEHNE CH, et al. EORTC cancer in the elderly

task force guidelines for the use of colony-stimulating factors in elderly patients with cancer [J]. Eur J Cancer, 2003, 39 (16): 2264-2272.

[7] BIGANZOLI L, WILDIERS H, OAKMAN C, et al. Management of elderly patients with breast cancer: updated recommendations of the International Society of Geriatric Oncology (SIOG) and European Society of Breast Cancer Specialists (EUSOMA) [J]. Lancet Oncol, 2012, 13 (4): e148-e160.

[8] DECOSTER L, VAN PUYVELDE K, MOHILE S, et al. Screening tools for multidimensional health problems warranting a geriatric assessment in older cancer patients: an update on SIOG recommendations [J]. Ann Oncol, 2015, 26 (2): 288-300.

[9] PUTS MT, HARDT J, MONETTE J, et al. Use of geriatric assessment for older adults in the oncology setting: a systematic review [J]. J Natl Cancer Inst, 2012, 104 (15): 1133-1163.

[10] PUTS MTE, SANTOS B, HARDT J, et al. An update on a systematic review of the use of geriatric assessment for older adults in oncology [J]. Ann Oncol, 2014, 25 (2): 307-315.

[11] HAMAKER ME, VOS AG, SMORENBURG CH, et al. The value of geriatric assessments in predicting treatment tolerance and all-cause mortality in older patients with cancer [J]. Oncologist, 2012, 17 (11): 1439-1449.

[12] OVERCASH JA, BECKSTEAD J, MOODY L, et al. The abbreviated comprehensive geriatric assessment (aCGA) for use in older cancer patients as a prescreen: scoring and interpretation [J]. Crit Rev Oncol Hematol, 2006, 59: 205-210.

[13] SOUBEYRAN P, BELLERA C, GOYARD J, et al. Screening for vulnerability in older cancer patients: the ONCODAGE prospective multicenter cohort study [J]. PLoS One, 2014, 9: e115060. doi: 10.1371/journal.pone.0115060.

[14] OKEN MM, CREECH RH, TORMEY DC, et al. Toxicity and response criteria of the eastern cooperative oncology group [J]. Am J Clin Oncol, 1982, 5: 649-655.

[15] FRIED LP, TANGEN CM, WALSTON J, et al. Frailty in older adults: evidence for a phenotype [J]. J Gerontol A Biol Sci Med Sci, 2001, 56: 146-156.

[16] STEVERINK N, SLAETS JPJ, SCHUURMANS H, et al. Measuring frailty: developing and testing the GFI (Groningen frailty indicator) [J]. Gerontologist, 2001, 41 (Special Issue 1): 236.

[17] HUSTEY FM, MION LC, CONNOR JT, et al. A brief risk stratification tool to predict functional decline in older adults discharged from emergency departments [J].

J Am Geriatr Soc, 2007, 55: 1269-1275.

[18] SALIBA D, ELLIOTT M, RUBENSTEIN LZ, et al. The vulnerable elders survey: a tool for identifying vulnerable older people in the community [J]. J Am Geriatr Soc, 2001, 49: 1691-1699.

[19] http: //www.e-cancer. fr/Professionnels-de-sante/L-organisation-de-l-offre-de-soins/ Oncogeriatrie/Outil-G8. 2016-10-11.

[20] LIUU E, CANOUÏ-POITRINE F, TOURNIGAND C, et al. Accuracy of the G-8 geriatric-oncology screening tool for identifying vulnerable elderly patients with cancer according to tumour site: the ELCAPA-02 study [J]. J Geriatr Oncol, 2014, 5: 11-19.

[21] MARTINEZ-TAPIA C, CANOUI-POITRINE F, BASTUJI-GARIN S, et al. Optimizing the G8 screening tool for older patients with cancer: diagnostic performance and validation of a six-item version [J]. Oncologist, 2016, 21 (2): 188-195.

[22] KENIS C, BRON D, LIBERT Y, et al. Relevance of a systematic geriatric screening and assessment in older patients with cancer: results of a prospective multicentric study [J]. Ann Oncol, 2013, 24 (5): 1306-1312.

[23] GIRRE V, FALCOU MC, GISSELBRECHT M, et al. Does a geriatric oncology consultation modify the cancer treatment plan for elderly patients? [J]. J Gerontol A Biol Sci Med Sci, 2008, 63 (7): 724-730.

[24] CHAÏBI P, MAGNÉ N, BRETON S, et al. Influence of geriatric consultation with comprehensive geriatric assessment on final therapeutic decision in elderly cancer patients [J]. Crit Rev Oncol Hematol, 2011, 79 (3): 302-307.

[25] MARENCO D, MARINELLO R, BERRUTI A, et al. Multidimensional geriatric assessment in treatment decision in elderly cancer patients: 6-year experience in an outpatient geriatric oncology service [J]. Crit Rev Oncol Hematol, 2008, 68 (2): 157-164.

[26] CAILLET P, CANOUI-POITRINE F, VOURIOT J, et al. Comprehensive geriatric assessment in the decision-making process in elderly patients with cancer: ELCAPA study [J]. J Clin Oncol, 2011, 29 (27): 3636-3642.

[27] ALIAMUS V, ADAM C, DRUET-CABANAC M, et al. Geriatric assessment contribution to treatment decision-making in thoracic oncology [J]. Rev Mal Respir, 2011, 28 (9): 1124-1130. [Article in French].

[28] FARCET A, DE DECKER L, PAULY V, et al. Frailty markers and treatment decisions in patients seen in oncogeriatric clinics: results from the ASRO pilot study [J]. PLoS One, 2016, 11 (2): e0149732.

[29] EXTERMANN M, MEYER J, MCGINNIS M, et al. A comprehensive geriatric

intervention detects multiple problems in older breast cancer patients [J]. Crit Rev Oncol Hematol, 2004, 49 (1): 69-75.

[30] REPETTO L, FRATINO L, AUDISIO RA, et al. Comprehensive geriatric assessment adds information to eastern cooperative oncology group performance status in elderly cancer patients: an Italian Group for Geriatric Oncology Study [J]. J Clin Oncol, 2002, 20 (2): 494-502.

[31] SATTAR S, ALIBHAI SM, SPOELSTRA SL, et al. Falls in older adults with cancer: a systematic review of prevalence, injurious falls, and impact on cancer treatment [J]. Support Care Cancer, 2016, 24 (10): 4459-4469.

[32] PAILLAUD E, LIUU E, LAURENT M, et al. Geriatric syndromes increased the nutritional risk in elderly cancer patients independently from tumour site and metastatic status. The ELCAPA-05 cohort study [J]. Clin Nutr, 2014, 33 (2): 330-335.

[33] CANOUI-POITRINE F, REINALD N, LAURENT M, et al. Geriatric assessment findings independently associated with clinical depression in 1092 older patients with cancer: the ELCAPA cohort study [J]. Psychooncology, 2016, 25 (1): 104-111.

[34] JØRGENSEN TL, HALLAS J, FRIIS S, et al. Comorbidity in elderly cancer patients in relation to overall and cancer-specific mortality [J]. Br J Cancer, 2012, 106 (7): 1353-1360.

[35] MCCORKLE R, STRUMPF NE, NUAMAH IF, et al. A specialized home care intervention improves survival among older post-surgical cancer patients [J]. J Am Geriatr Soc, 2000, 48 (12): 1707-1713.

[36] GOODWIN JS, SATISH S, ANDERSON ET, et al. Effect of nurse case management on the treatment of older women with breast cancer [J]. J Am Geriatr Soc, 2003, 51 (9): 1252-1259.

[37] RAO AV, HSIEH F, FEUSSNER JR, et al. Geriatric evaluation and management units in the care of the frail elderly cancer patient [J]. J Gerontol A Biol Sci Med Sci, 2005, 60 (6): 798-803 P. Caillet et al. 121.

[38] KALSI T, BABIC-ILLMAN G, ROSS PJ, et al. The impact of comprehensive geriatric assessment interventions on tolerance to chemotherapy in older people [J]. Br J Cancer, 2015, 112 (9): 1435-1444.

[39] BRUGEL L, LAURENT M, CAILLET P, et al. Impact of comprehensive geriatric assessment on survival, function, and nutritional status in elderly patients with head and neck cancer: protocol for a multicentre randomised controlled trial (EGeSOR) [J]. BMC Cancer, 2014, 14: 427. doi: 10.1186/1471-2407-14-427.

[40] Role of geriatric intervention in treatment of older patients with cancer: a phase Ⅲ randomized study (PREPARE). ClinicalTrials. gov Identifier: NCT02704832.

[41] LAURENT M, PAILLAUD E, TOURNIGAND C, et al. Assessment of solid cancer treatment feasibility in older patients: a prospective cohort study [J]. Oncologist, 2014, 19 (3): 275-282.

[42] BIESMA B, WYMENGA AN, VINCENT A, et al. Quality of life, geriatric assessment and survival in elderly patients with non-small-cell lung cancer treated with carboplatin-gemcitabine or carboplatin-paclitaxel: NVALT-3 a phase Ⅲ study [J]. Ann Oncol, 2011, 22: 1520-1527.

[43] APARICIO T, JOUVE JL, TEILLET L, et al. Geriatric factors predict chemotherapy feasibility: ancillary results of FFCD 2001-2002 phase Ⅲ study in first-line chemotherapy for metastatic colorectal cancer in elderly patients [J]. J Clin Oncol, 2013, 31: 1464-1470.

[44] HURRIA A, TOGAWA K, MOHILE SG, et al. Predicting chemotherapy toxicity in older adults with cancer: a prospective multicenter study [J]. J Clin Oncol, 2011, 29: 3457-3465.

[45] EXTERMANN M, BOLER I, REICH RR, et al. Predicting the risk of chemotherapy toxicity in older patients: the chemotherapy risk assessment scale for high-age patients (CRASH) score [J]. Cancer, 2012, 118: 3377-3386.

[46] CLOUGH-GORR KM, THWIN SS, STUCK AE, et al. Examining five-and ten-year survival in older women with breast cancer using cancer-specific geriatric assessment [J]. Eur J Cancer, 2012, 48: 805-812.

[47] KANESVARAN R, LI H, KOO KN, et al. Analysis of prognostic factors of comprehensive geriatric assessment and development of a clinical scoring system in elderly Asian patients with cancer [J]. J Clin Oncol, 2011, 29 (27): 3620-3627.

[48] SOUBEYRAN P, FONCK M, BLANC-BISSON C, et al. Predictors of early death risk in older patients treated with first-line chemotherapy for cancer [J]. J Clin Oncol, 2012, 30 (15): 1829-1834.

[49] FERRAT E, PAILLAUD E, LAURENT M, et al. Predictors of 1-year mortality in a prospective cohort of elderly patients with cancer [J]. J Gerontol A Biol Sci Med Sci, 2015, 70 (9): 1148-1155.

[50] HOPPE S, RAINFRAY M, FONCK M, et al. Functional decline in older patients with cancer receiving first-line chemotherapy [J]. J Clin Oncol, 2013, 31 (31): 3877-3882.

[51] LAURENT M, DES GUETZ G, BASTUJI-GARIN S, et al. Chronological age

and risk of chemotherapy nonfeasibility: a real-life cohort study of 153 stage Ⅱ or Ⅲ colorectal cancer patients given adjuvant-modified FOLFOX6 [J]. Am J Clin Oncol, 2015, 14: 1.

11 老年骨科老年综合评估

11.1 介绍

由于老年人口数量的增加，髋部骨折（Hip Fracture，HF）成为发达国家主要的医疗保健问题，其特点是死亡率高、致残率高和相关的医疗保健费用高[1-9]。尽管流行病学的研究数据差异很大，但骨折后1个月的死亡率约为10%，1年时的死亡率高达30%（有些报道甚至描述了更高的死亡率）[1, 3-6]。HF术后功能的恢复在很大程度上取决于骨折前的功能状态和损伤程度[2, 7-9]。然而，观察研究表明，在骨折后的12个月内，只有大约1/3的幸运者可以完全恢复到术前的功能水平（在基础性日常生活活动中），并且长期住院率很高（高达15%）[7-9]。直接医疗费用和康复费用与脑卒中和急性心肌梗死基本相当[10]。

随着人们对髋部和其他脆性骨折的致命性后果的认识不断提高，并且全世界骨质疏松性骨折的总人数预计将上升，导致了综合治疗模式的开发和实施以替代传统用于治疗老年人骨折的急性期和急性期后管理模式[1-3]。这些医疗服务通常根据老年骨科（orth ogeriatric）模型设计，旨在最大限度地减少院内并发症、简化医疗护理，尽早出院和提供有保障的出院，其主要目的是改善患者生存期、生活质量、机体功能和预后，并降低与HF相关的医疗保健费用。

有许多公认的特征将这些新型的治疗模式与传统的治疗模式区分开[1]，包括：①在急性期和急性后期仍承担治疗责任的不同医疗保健专业人员。②基于CGA的方法。③医护人员的多学科团队。④老年医学科的设置和护理组织。

虽然在全世界范围内实施的多种老年医学模型存在差异（图11.1），但是如主管医师或组织机构、多学科团队的CGA方法是所有有效范例中最具特色的，也是唯一能够成功处理发生髋部或其他脆性骨折的衰弱老年人的复杂问题的方法[1, 11]。

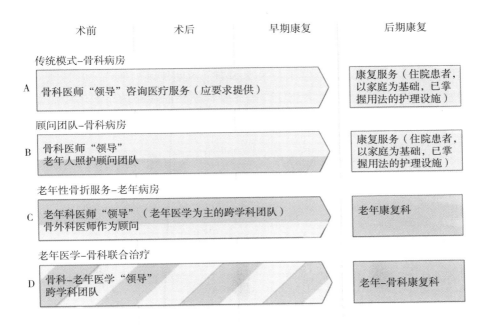

图11.1　老年HF综合治疗的老年医学模型

注：这些模型的特色在于不同的医疗保健专业人员，他们在整个治疗过程中都承担着管理患者的责任。早期康复通常是指外科手术后的前3～5天，包括动员下床和早期活动，而后期康复是指旨在恢复先前功能状态的运动和训练。在传统模型中，住院时间约为2周，其中包括康复的重要部分，并且相当大比例的受试者无须进一步康复即可直接出院（A）。在最复杂的模型中，康复病房是专门为老年患者（老年康复科）甚至骨科老年患者（老年-骨科康复科）的康复而设计的病房。有关特定治疗模式的更多详细信息，请参见正文。

11.2　衰弱的范例——老年髋部骨折

在成人特别是年轻人中，骨质疏松性或外伤性骨折通常仅伴有短暂或自限性的伤残和生活质量下降，因为经过手术和有效的康复治疗后，患者通常能完全恢复至骨折前的医疗和功能状态（图11.2），只有极少数人在

12个月时难以恢复到损伤前的功能水平[12-14]。身体健康的老年人也可能如此，但通常仅占HF患者的一小部分。事实上，大多数HF患者身体虚弱、基础疾病多，且有内科和外科并发症，在残疾、跌倒和过早死亡方面处于高风险（图11.2）。因此，与年轻人相比，他们的医疗和手术管理更加复杂和棘手。此外，在特别衰弱的老年人中，不仅是HF，不是很"严重"的骨折如腕关节骨折、椎体压缩骨折或锁骨骨折，都可能导致严重的残疾并降低生活质量[15-19]。总之，鉴于与手术和围手术期外科护理有关的其他一些问题，与"传统"老年患者相比，因非骨科疾病而被转诊至老年科的老年人，其HF可能更具挑战性。

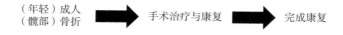

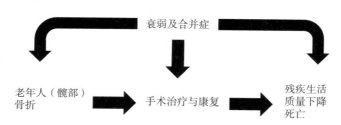

图11.2　成人、年轻人与衰弱多病的老年人中的"骨折流程"

所有这些考虑都表明，年老而衰弱的HF患者，可能代表老年和骨科领域最复杂和最具挑战性的范例之一。在这种情况下，CGA作为现代老年病护理的基石，它通过影响手术和非手术决策，在整个医疗路径和康复过程中、在出院地点和资源分配中发挥关键作用[1, 2, 11, 20-24]。

11.3　老年骨科照护中的老年综合评估方法

在老年骨科治疗以及"传统"的老年医学治疗中，CGA方法应定义为多维、多学科的诊断过程，重点在于确定衰弱的HF老年人的药物治疗、手术治疗、心理和功能能力，从而使其发展为老年骨科综合体，为患者提供急性期、亚急性期及长期的随访治疗[1, 11, 20-24]。其基本原则是，尽早识别出围手术期和术后并发症最严重的患者，以及不良的预后。这有助于适当预防此类并发症的发生，并改善髋部或其他骨质疏松性骨折的短期和长期预后。这些手术并发症和不良结局已通过许多研究进行了描述（表11.1）[25-27]。

老年骨科CGA的关键要素应包括：多学科协调评估；老年骨科医学专

表11.1　HF老年人常见的内科和外科并发症及不良预后

内科并发症	外科并发症	不良结果
心血管（急性心肌梗死、充血性心力衰竭、心律失常）	手术部位感染（任何需要额外手术或再次入院的手术部位感染）	死亡
脑卒中	需要手术干预的手术并发症（与需要手术或再次入院治疗有关的任何手术并发症，包括假体周围骨折）	新的功能障碍和功能状态恶化
深静脉血栓形成和肺栓塞		永久入住养老机构
肺部感染		降低生活质量
感染性休克		
呼吸衰竭		
尿路感染		
贫血		
脱水/急性肾衰竭		
低血压		
谵妄		
压疮		
胃肠道出血		
便秘和肠梗阻		
药物不良反应		
尿失禁或尿潴留		
继发性骨折		

业知识；骨科专业知识；明确药物、手术、功能、生理、社会和心理问题；包括早期手术、早期活动、短期和长期康复以及出院计划在内的医疗计划的设计[11]。健康状况、骨折前的功能状况和活动能力、认知、情绪和精神状况、营养状况、基础疾病、老年综合征（跌倒风险、谵妄、尿失禁、缺牙、视力或听力障碍）和疾病特异性分级量表（如阿尔茨海默病）是CGA评估的"金标准"[2, 11]。此外，许多其他维度可能有助于确定治疗目标，包括社会支持和交往、环境和经济资源[2, 11]。最后，在脆性骨折的情况下，全面的骨折风险评估极为重要，以最大限度减少发生二次骨质疏松性骨折的风险。这应该基于骨折联络服务（Fracture Liaison Service）的实施，并基于经过验证的绝对骨折风险预测算法和评估跌倒风险的标准化工具的使用[28-32]。

有大量的经验验证了CGA在老年人HF中的有效性[1, 11]。尽管所使用的工具和规模不同，但在大多数情况下，CGA的所有传统维度都被纳入其中。近期对56项研究进行了系统综述，研究HF后住院和死亡的危险因素[33]。结果表明，年龄和认知功能障碍是HF术后需长期采用CGA的最佳预测指标。基于CGA的死亡率增加的预测因素是年龄、男性、残疾、冠状动脉疾病、术前贫血、皮肤压力性损伤和肺炎，而后续骨折的预测因素是较高的功能水平、骨折史和跌倒史。这些结果与HF患者不良预后的预测因素的研究结果相吻合，显然支持并证明了CGA方法能够确定有不良预后风险的HF老年患者，他们应接受更强化和/或专门的照护。

一项前瞻性多中心队列研究提出了基于CGA的例子，该研究旨在比较推迟HF患者手术时间与患者功能状态和不良预后之间的关系[34]。在校正混杂因素后，作者报道推迟HF手术是预测骨折前功能障碍的衰弱老年人死亡率的独立预测因素，因此建议对骨折前残疾的HF老年人采用更专业的治疗方法。为了使CGA在老年医学环境中标准化，对HF老年患者进行了一项探索性研究，以探讨多维预后指数（MPI）对不良结果的预测能力[21, 22]。根据标准化CGA中收集的信息计算出的MPI是一种精确、有效的指数，能够预测老年患者的不良预后[35]。Vitale等在一项以HF为受试者的回顾性研究中发展并验证了Ortho-MPI[21,22]。这项标准化的综合骨科-老年医学评估包括抑郁症状、认知、功能（基础性和工具性日常生活活动）和营养状况，以及实验室检查、出现压疮的风险和与6个月内死亡相关的并发症。Ortho-MPI的进一步验证研究正在进行中，但应鼓励将这些初步数据（如果得到确认）作为标准化的CGA方案实施，该方案可用于预测不良结果并改善HF老年患者的评估和决策过程。

11.4 综合照护的老年骨科模型：最佳环境和照护组织

30多年来，骨科老年患者（尤其是HF患者）综合照护管理的创新模式一直在发展，一些研究首次将传统模式与骨科-老年科住院患者服务进行了比较[1、2]。在传统模式中（图11.1A），骨折患者被送进骨科病房，在那里，骨科医师独立负责患者的照护。当骨科医师认为需要时，可咨询的医疗服务机构会处理医疗问题和并发症。通常，康复是在骨科病房开始的，但出院后的康复阶段是零散的，而且没有标准化，这取决于社区是否提供的急性期后的医疗服务。根据早期骨科-老年科综合治疗的经验，在传统方法的基础上引入了一系列简单的变化，在过去的30年中，开发了许多更复杂和系统化的替代模型。这些服务可以细分为图11.1B～图11.1D[1、2]中所示的3个主要模型。

骨科病房的老年病顾问团队是传统模型的演变，并且是最早开发的模型（图11.1B）。其主要特征[1]：①整体责任由骨科医师和骨科手术人员负责。②由多个不同医疗学科组成的老年人照护顾问团队在急性期和急性后期在患者管理方面进行合作。③老年人照护顾问团队定期提供意见。④制订并实施早期出院计划和急性后期医疗保健路径。老年人照护顾问团队的工作可以在入院后或术后开始。每周进行一次或更频繁的查房，骨科医师主要负责所有的临床和手术决策，包括早期活动和出院的时间。总结现有证据，仅当多学科团队（实施CGA方法）早期参与到治疗过程时，在骨科病房中建立老年咨询团队才显示出更多的益处[1、36]。老年科-骨科联合治疗模式是为患有髋关节或其他骨质疏松性骨折的老年人的管理而实施的最尖端的模式（图11.1D）[1、37]。该模式的关键和主要特点在于由老年科医师和骨科医师共同管理患者，他们肩负着患者从住院到出院的主要责任和临床决策。临床决策通常被认为是手术医师能力的体现（如手术时机和选择）这些是被共享并经讨论的。跨学科的擅长老年骨科患者治疗的医疗服务团队支持这一共同指导。该模型的特征还在于以患者为中心，协议驱动的标准化治疗和干预措施的实施。在随机对照试验、观察性研究和荟萃分析中证明了老年科-骨科联合治疗服务是比传统模式的更有价值和更有效的替代方案，可产生更好的短期和长期预后[1, 36]。这些显著的预后改善可能是由于直接参与的两个团队（老年科医师和外科医师）之间的最佳临床协作及标准化CGA方法的实施（也包括骨科手术人员）的结果。

由骨科专家提供的老年骨折服务是一个非常独特的模型，该模型最早于1999年在以色列实施，最近其他国家也采纳了该模型（图11.1C）[1, 38]。全面管理和医疗保健路径在老年病房进行，以老年科医师为主导，对患者从住院到出院的所有过程负全部责任。在围手术期，骨科医师和麻醉师会选择治疗和手术方案，而在术后阶段，外科医师会进行询问，直到患者伤口完全愈合为止。该服务集成了一个跨学科团队，并实施了标准化协议。通常，HF患者会从急诊室直接被送往老年病房，在那里他/她准备接受手术。手术结束后，再回到老年病房。急性后期的康复阶段可以在同一环境下进行，由提供连续治疗的同一个跨学科团队照护，或者在社区或技能娴熟的护理服务提供场所内进行。当在相同环境中进行整体护理时，由骨科顾问提供的老年骨折服务已被证明在功能结局方面是可行、适用和有效的[1, 36]。以老年科医师为主导而骨科医师做顾问的模式中老年科医师仅主导急性期阶段，而急性后期的康复是在社区中进行的，哪怕这样的过渡似乎有经济效益，但其中存的益处-损害仍有待解决。

11.5 结论：下一步该怎么办？

老年骨科服务的实施，结合了传统的老年医学的能力，特别是采用CGA方法，显著改善了发生髋部或其他骨质疏松性骨折的衰弱老年人的治疗。根据现有数据，就短期和长期结果或更具成本-效益而言，仍不能确定哪种模式、机构和治疗组织是最佳的。此外，仍然没有足够的证据证明关于这些服务对特别衰弱和易受伤害的患者（如骨折前认知功能障碍或严重残疾的患者）的有效性。然而，在随机对照试验（RCT）、前-后对照试验和荟萃分析中，以标准化CGA方法、多学科团队和共同管理的治疗为特征的最复杂和最先进的老年骨科模式已被证明与传统或最简单的模式相比，效果更好[1, 36]。有必要通过设计良好的1∶1随机对照试验直接比较不同的模式，并研究它们在特定高危患者亚组中的疗效。最后，虽然CGA方法已被证明是优化老年骨科模式短期和长期结果的有效且关键的方法，但更好的标准化、经验证和可实施的老年骨科CGA可能会进一步改善和优化临床和功能结果。

利益冲突声明：Giusti A已经接受了来自双膦酸盐、特立帕肽和狄诺塞麦制造商的咨询费用，包括默克制药、凯西制药、安进公司和礼来公司。

参 考 文 献

[1] GIUSTI A，BARONE A，RAZZANO A，et al. Optimal setting and care organization in the management of older adults with hip fracture：a narrative review［J］. Geriatr Care，2015，1：5602.

[2] PIOLI G，GIUSTI A，BARONE A. Orthogeriatric care for the elderly with hip fractures：where are we?［J］. Aging Clin Exp Res，2008，20：113−122.

[3] ROTH T，KAMMERLANDER C，GOSCH M，et al. Outcome in geriatric fracture patients and how it can be improved［J］. Osteoporos Int，2010，21（Suppl 4）：S615-S619.

[4] GOSCH M，HOFFMANN-WELTIN Y，ROTH T，et al. Orthogeriatric co-management improves the outcome of long-term care residents with fragility fractures［J］. Arch Orthop Trauma Surg，2016，136：1403−1409.

[5] PIOLI G，BARONE A，GIUSTI A，et al. Predictors of mortality after hip fracture：results from 1-year follow-up［J］. Aging Clin Exp Res，2006，18：381−387.

[6] BARONE A，GIUSTI A，PIZZONIA M，et al. A comprehensive geriatric intervention reduces short-and long-term mortality in older people with hip fracture［J］. J Am Geriatr Soc，2006，54：1145−1147.

[7] KAMMERLANDER C，GOSCH M，KAMMERLANDER-KNAUER U，et al. Long-term functional out-come in geriatric hip fracture patients［J］. Arch Orthop

Trauma Surg, 2011, 131: 1435-1444.

[8] GIUSTI A, BARONE A, PIOLI G. Rehabilitation after hip fracture in patients with dementia [J]. J Am Geriatr Soc, 2007, 55: 1309-1310.

[9] GIUSTI A, BARONE A, OLIVERI M, et al. An analysis of the feasibility of home reha-bilitation among elderly people with proximal femoral fractures [J]. Arch Phys Med Rehabil, 2006, 87: 826-831.

[10] PISCITELLI P, IOLASCON G, ARGENTIERO A, et al. Incidence and costs of hip fractures vs strokes and acute myocardial infarction in Italy: comparative analysis based on national hospitalization records [J]. Clin Interv Aging, 2012, 7: 575-583.

[11] PILOTTO A, CELLA A, PILOTTO A, et al. Three decades of comprehensive geriatric assessment: evidence coming from different healthcare settings and specific clinical conditions [J]. J Am Med Dir Assoc, 2017, 18: 192.e1-192.e11.

[12] EKEGREN CL, EDWARDS ER, OPPY A, et al. Twelve-month work-related outcomes following hip fracture in patients under 65 years of age [J]. Injury, 2017, 48 (3): 701-707. doi: 10.1016/j.injury.2017.01.033.

[13] EKEGREN CL, EDWARDS ER, PAGE R, et al. Twelve-month mortality and functional out-comes in hip fracture patients under 65 years of age [J]. Injury, 2016, 47: 2182-2188.

[14] RAMOUTAR DN, KODUMURI P, RODRIGUES JN, et al. The epidemiology and functional out-comes of operative fixation of extracapsular proximal femoral fractures (AO 31-A) in young adults [J]. Eur J Orthop Surg Traumatol, 2017, 27: 267-272.

[15] ADACHI JD, ADAMI S, GEHLBACH S, et al. Impact of prevalent fractures on quality of life: baseline results from the global longitudinal study of osteoporosis in women [J]. Mayo Clin Proc, 2010, 85: 806-813.

[16] FINK HA, ENSRUD KE, NELSON DB, et al. Disability after clinical fracture in postmeno-pausal women with low bone density: the fracture intervention trial (FIT) [J]. Osteoporos Int, 2013, 14: 69-76.

[17] ENSRUD KE, THOMPSON DE, CAULEY JA, et al. Prevalent vertebral deformities predict mortality and hospitalization in older women with low bone mass. Fracture intervention trial research group [J]. J Am Geriatr Soc, 2000, 48: 241-249.

[18] NEVITT MC, ETTINGER B, BLACK DM, et al. The association of radiographically detected vertebral fractures with back pain and function: a prospective study [J]. Ann Intern Med, 1998, 128: 793-800.

［19］GOSCH M，DRUML T，NICHOLAS JA，et al. Fragility non-hip fracture patients are at risk［J］. Arch Orthop Trauma Surg，2015，135：69-77.

［20］GLADMAN JR. Delivering comprehensive geriatric assessment in new settings：advice for frontline clinicians［J］. J R Coll Physicians Edinb，2016，46：174-179.

［21］VITALE E，NOTARNICOLA A，TAFURI S，et al. Orthopedic multidimensional prognostic index（Ortho-MPI）in the elderly with hip or neck femur fracture：a pilot study［J］. Arch Gerontol Geriatr，2014，58：101-104.

［22］VITALE E，NOTARNICOLA A，MORETTI L，et al. Multidimensional prognostic index in the elderly with hip or neck femur fracture［J］. Orthop Rev（Pavia），2012，4：e15.

［23］PRESTMO A，HAGEN G，SLETVOLD O，et al. Comprehensive geriatric care for patients with hip fractures：a prospective，randomised，controlled trial［J］. Lancet，2015，385：1623-1633.

［24］SLETVOLD O，HELBOSTAD JL，THINGSTAD P，et al. Effect of in-hospital comprehensive geriatric assessment（CGA）in older people with hip fracture. The protocol of the trondheim hip fracture trial［J］. BMC Geriatr，2011，11：18.

［25］LIEM IS，KAMMERLANDER C，SUHM N，et al. Identifying a standard set of outcome parame- ters for the evaluation of orthogeriatric co-management for hip fractures［J］. Injury，2013，44：1403-1412.

［26］GIUSTI A，BARONE A，RAZZANO M，et al. Predictors of hospital readmission in a cohort of 236 elderly discharged after surgical repair of hip fracture：one-year follow-up［J］. Aging Clin Exp Res，2008，20：253-259.

［27］LAWRENCE VA，HILSENBECK SG，NOVECK H，et al. Medical complications and outcomes after hip fracture repair［J］. Arch Intern Med，2002，162：2053-2057.

［28］MITCHELL P，ÅKESSON K，CHANDRAN M，et al. Implementation of models of care for secondary osteoporotic fracture prevention and orthogeriatric models of care for osteoporotic hip fracture［J］. Best Pract Res Clin Rheumatol，2016，30：536-558.

［29］LEAL J，GRAY AM，HAWLEY S，et al. Cost-effectiveness of orthogeriatric and fracture liaison service models of care for hip fracture patients：a population-based study［J］. J Bone Miner Res，2017，32：203-211.

［30］BLAIN H，MASUD T，DARGENT-MOLINA P，et al. A comprehensive fracture prevention strategy in older adults：the European union geriatric medicine society（EUGMS）statement［J］. Aging Clin Exp Res，2016，28：797-803.

［31］HAWLEY S，JAVAID MK，PRIETO-ALHAMBRA D，et al. Clinical effectiveness of orthogeriatric and fracture liaison service models of care for hip fracture patients: population-based longitu- dinal study [J]. Age Ageing, 2016, 45: 236-242.

[32] NAKAYAMA A, MAJOR G, HOLLIDAY E, et al. Evidence of effectiveness of a fracture liaison service to reduce the re-fracture rate [J]. Osteoporos Int, 2016, 27: 873-879.

[33] MARTINEZ-REIG M, AHMAD L, DUQUE G. The orthogeriatrics model of care: systematic review of predictors of institutionalization and mortality in post-hip fracture patients and evidence for interventions [J]. J Am Med Dir Assoc, 2012, 13: 770-777.

[34] PIOLI G, LAURETANI F, DAVOLI ML, et al. Older people with hip fracture and IADL disability require earlier surgery [J]. J Gerontol A Biol Sci Med Sci, 2012, 67: 1272-1277.

[35] PILOTTO A, FERRUCCI L, FRANCESCHI M, et al. Development and validation of a multidimensional prognostic index for one-year mortality from comprehensive geriatric assessment in hospitalized older patients [J]. Rejuvenation Res, 2008, 11: 151-161.

[36] GRIGORYAN KV, JAVEDAN H, RUDOLPH JL. Orthogeriatric care models and outcomes in hip fracture patients: a systematic review and meta-analysis [J]. J Orthop Trauma, 2014, 28: e49-e55.

[37] KAMMERLANDER C, GOSCH M, BLAUTH M, et al. The tyrolean geriatric fracture center: an orthogeriatric co-management model [J]. Z Gerontol Geriatr, 2011, 44: 363-367.

[38] ADUNSKY A, ARAD M, LEVI R, et al. Five-year experience with the 'Sheba' model of com-prehensive orthogeriatric care for elderly hip fracture patients [J]. Disabil Rehabil, 2005, 27: 1123-1127.

12 器官衰竭患者的老年综合评估

12.1 心血管疾病

心血管疾病（cardiovascular disease，CVD）是65岁及以上成人患病和死亡的主要原因，在美国大约4000万人受该病影响。对于80岁以上的人群，CVD的患病率在男性中达83%、在女性中达87%[1]。如今，由于医疗技术不断发展创新，大量以前被认为"无法治疗"的老年患者可以通过医疗设备、手术和药物疗法进行治疗[2]。在这场与疾病的斗争中，选择适合患者的治疗策略在临床实践中变得至关重要。实际上，一方面，要避免仅仅根据"时序年龄"标准导致对老年人的治疗不足，另一方面，越来越重要的是，要优化资源配置，以避免患者接受了昂贵而徒劳的干预治疗[3]。

大多数CVD风险分层的标准化评分是在中年人群中开发和验证的。然而，在高龄老年人中，这些评分系统区分特定管理策略或干预措施的益处和危害的价值是不可靠的。此外，由于衰弱的老年人经常被排除在临床试验之外，标准化的指南通常对患有多种严重疾病、多重药物治疗的高龄老年人没有用处，这类老年人的治疗目标不仅应关注死亡率，还应关注生活质量和独立性[4]。因此，考虑到复杂性老年人评估工具的重要性，这类评分系统要能够衡量衰弱的多个决定因素，并根据CVD本身的严重程度，以及老年人的整体和功能状态对风险进行分层。

理解衰弱与CVD之间的关系仍然具有挑战性。这两种情况之间可能就像恶性循环存在双向因果关系[3, 5]。传统的CVD风险因素（如肥胖、低体力活动）也与衰弱的发生显著相关[6, 7]，但CVD是导致高龄人群衰弱的最重要因素之一。在CVD患者中，衰弱的存在会增加跌倒、入住养老机构、住院和最终死亡的风险[3, 8]。然而，由于衰弱和CVD有一些共同的途径

（如轻度炎症、胰岛素抵抗和端粒长度变短）[9]，越来越多的研究表明衰弱可能成为潜在的CVD风险因素[10-12]。

从这个角度来看，在病程早期打破这种恶性循环的干预措施将能够增强整体生理储备并改善结果[13]。另外，在疾病的临床表现阶段，为了更好地评估收益和风险并避免治疗过度或治疗不足，以及优化资源使用，最近的指南建议将预期寿命纳入临床决策路径。识别衰弱的老年受试者可以更好地评估预后，从而避免对这些人进行可能无用的、增加时间和成本的医疗干预[14]。

出于这个原因，近期欧洲高血压学会（European Society of Hypertension）-欧盟老年医学学会工作组（European Union Geriatric Medicine Society Working Group）就高龄衰弱老年人高血压管理问题发表了一份专家意见，建议在作出治疗决定之前应该：①获得患者功能状态和认知功能的准确信息。②注意多重用药问题的管理。③通过一种可用的快速方法对衰弱状态进行分层。④识别和纠正易导致常见和可能需要治疗的严重不良反应的因素[15]。

因此，老年CVD患者的临床评估路径不能局限于传统的、单一的心脏病学模式，还应考虑患者合并老年综合征的特殊性，包括生理、社会、心理和认知领域的问题。复杂的临床情景和高度不稳定的健康轨迹使老年患者间差异很大，对他们而言，仅基于特定疾病指南的传统临床方法可能会不利于预后，导致治疗质量差和负面结果[16]。机体功能评估有助于功能评估，并在各种环境和临床条件下为老年受试者提供有价值的预后信息。

最常用的工具之一是简易体能状况量表（SPPB），其中包括三项检测指标，包括平衡、步速，下肢力量（通过重复的坐下和站起间接检测）[17]。基于人群的队列研究表明，SPPB是老年患者死亡率、入住看护机构和意外残疾的强有力的独立预测因子。居住在社区的65岁以上的受试者中，SPPB评分每降低1%，死亡和残疾的风险就会增加7%～9%，即使在调整了复杂的共病指标后也是如此[18]。对于因急性医疗事件住院的患者，在大多数情况下为充血性心力衰竭（congestive heart failure，CHF），SPBB是整体临床和功能状态、住院时间、再住院或死亡的短期和长期预测的有力指标[19]。

SPPB已应用于因心力衰竭恶化住院后出院的老年患者：该量表准确预测了1年生存率，独立于人口学特征、共病，尤其是射血分数和纽约心脏协会（New Yourk Heart Association）心功能分级，这两者被认为是心脏病患者风险分层的基石[20]。

另一种广泛使用的机体功能测量指标是步速，它已被提议作为老年人的一种新型"生命体征"[21]，并且已被证明是老年人生存率和其他重要结果的良好预测指标[22]。步速通常在短距离（4m或5m）下评估，以正常、舒适的速度行走。可接受的正常值为0.8～1.0m/s，具体取决于评估的目的。在心脏病学中，步速已显示可改善心脏手术、经皮冠状动脉介入治疗和经导管主动脉瓣植入术后不良结局的风险分层[3, 23]。特别是，在评估主动脉瓣置换手术的手术风险时，衰弱评估似乎会增加传统的经验验证的评分，即胸外科医师学会（Society of Thoracic Surgeon，STS）风险评分的预后价值。对于给定的死亡率或主要发病率的STS风险预测，基于模型的预测风险步速慢的患者比步速正常的患者高2～3倍。

多维预后指数（MPI）是一种预后工具，它基于标准化的CGA，已开发并验证了两个量表，用于预测65岁以上住院患者的1个月和1年死亡率[24]。即使在因心力衰竭住院后出院的老年人中，MPI作为30天死亡率的预测工具的作用也已得到检验[25]。在一个由376名65岁以上被诊断为心力衰竭的老年医学科住院患者组成的队列中，MPI等级的增加与男性和女性的30天死亡率逐渐升高有关。MPI的区分度也很好，男性死亡率的ROC区域为0.83（95%CI，0.76～0.90），女性为0.80（95%CI，0.71～0.89）。在同一项研究中，MPI与其他"传统"预后评分进行了比较：MPI的预测价值高于纽约心脏协会（NYHA）心功能分级、增强有效心脏治疗反馈（Enhanced Feedback for Effective Cardiac Treatment，EFFECT）研究和美国国家急性失代偿性心力衰竭注册研究（Acute Decompensated Heart Failure National Registry，ADHERE）模型，男性和女性均适用。因此，很明显，老年患者HF的预后可能"不（仅）与心脏有关"[26]。

对多维损伤指标，如MPI灵敏度的测量可能有助于分辨具有不同死亡风险的老年心血管疾病患者，然后根据个体情况指导患者选择最合适的治疗方法（表12.1）。在最近的一项意大利回顾性观察研究中，对2597名年龄≥65岁、曾因冠心病（coronary artery disease，CAD）住院的社区患者进行了研究，作者通过基于成人和老年人的标准化多维评估量表（SVaMA）的MPI来评估死亡风险。参与者分为轻度（MPI-SVaMA-1）、中度（MPI-SVaMA-2）和高度（MPI-SVaMA-3）死亡风险组，然后根据这些亚组中的他汀类药物治疗情况，计算倾向评分调整的3年死亡率风险比。较高的MPI-SVaMA评分与较低的他汀类药物治疗率和较高的3年死亡率相关。尽管最衰弱的患者接受他汀类药物治疗的可能性较小，但他汀类药物治疗与

表12.1　CGA在器官衰竭患者中的用途

健康状况	前沿进展	CGA的作用	未来发展方向
心血管疾病（CVD）	衰弱和心血管疾病之间的联系可能是双向的 用于预防/治疗CVD的药物对衰弱老年人的作用不明确	有几种工具将患有心血管疾病的老年人的预后情况分成不同层次，特别是与体能/活动相关的	需要进行干预试验来证实CGA在心血管疾病的预防和治疗中的重要性
慢性肾病	衰弱的老年人患有几种共病的情况很典型 可能是老年人衰弱的早期预测指标	基于CGA的MPI表现出比器官特异性预后指标（如评估的肾功能）更强的鉴别力	CGA是鉴别人群从肾替代治疗中受益的步骤之一
呼吸系统疾病	对患有COPD的老年人来说，患有共病或出现其他状况是一项临床上的挑战 肺炎是老年人的一个相关问题，并且与衰弱患者的不良预后有关	关于老年CGA在COPD中的作用的证据不充分 在肺炎中，基于CGA的MPI在预测短期和长期死亡率方面均优于其他常用工具	关于CGA在慢性和急性呼吸系统疾病中的作用还有待研究
胃肠道失调	上消化道出血：老年患者预后差。现有的风险评分未考虑CGA的重要方面 肝硬化：预后是治疗/诊断干预的重要因素，但现有的评分系统对老年人的预测能力似乎较差	在上消化道出血和肝硬化中，CGA作为预后评价工具，比通常用于风险分层的评分系统更有效	关于CGA用途的研究仅限于上消化道出血和肝硬化

注：COPD，慢性阻塞性肺疾病（chronic obstructive pulmonary diseas）。

减少3年死亡率显著相关，与年龄和多维损伤无关[27]。

同样地，在一项研究中，通过MPI将1827名患有心房颤动的社区老年人的死亡风险分为3个等级，不论健康状况和功能状况如何，在平均2年的随访中，全因死亡率较低，证明了华法林对抗凝治疗的益处。交互测试研究显示，抗凝药物降低死亡率的作用在严重多维损伤的受试者中更为明显[28]。

老年医学的一个相关话题是选择适合从有创性治疗干预中获益的老年人。在MPI-AGE项目的框架内，进行了一项对连续行经导管主动脉瓣植入术（transcatheter aortic value implantation，TAVI）的≥75岁患者的前瞻性观察研究，在基线和随访1年时计算MPI。116名患者中（平均年龄86.2±4.2岁，平均MPI得分0.39±0.13），MPI组在6个月和12个月时的死亡率有显著差异（$P = 0.040$，$P = 0.022$）。MPI组在1年时的Kaplan Meier生存率估计值存在显著差异（$HR = 2.83$，95% CI 1.38～5.82，$P = 0.004$）。研究表明，基于MPI的CGA是一个准确预测预后的工具，有助于筛选适合做连续TAVI的老年患者[29]。

图12.1展示了一种实用的方法，其中考虑了衰弱因素在为患有心血管疾病或患这几类疾病风险较高的患者确定合适的治疗方法中起到的关键作用。对于每名老年患者，都应该使用有效的工具（如FRAIL问卷）[30]进行正式的衰弱筛查。如果高度怀疑其处于衰弱状态，则应使用适当的工具进行CGA。基于CGA的工具（如MPI）可以将老年患者分为不同层次，有助于在诊断和治疗上进行临床决策。如图12.1所示，衰弱风险低的人（即MPI-1）应根据常规指南进行治疗，而处于中度或高度衰弱风险（即MPI-2或MPI-3）的老年人应根据其衰弱状况和预后进行针对性的干预。

12.2　慢性肾病

慢性肾病（chronic kidney disease，CKD）是一种典型的与年龄相关的疾病，肾小球滤过率（glomerular filtration rate，GFR）的生理性下降使疾病的负担增加，存活率降低。事实上，它极大地影响了普通人群和许多特

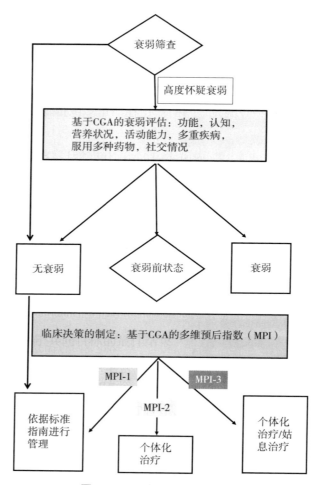

图12.1　一种实用的决策算法

注：考虑到在为患有CVD或处于这些情况的较高风险的患者确定合适的治疗方案时衰弱起到的的关键作用。

定人群的生存和其他主要健康状况。CKD在世界范围内很普遍，不同国家的患病率在5.8%～13.1%[31]，在老年人群中尤为常见。衰老、高血压、糖尿病和心血管疾病是CKD的重要影响因素[32]，但某些病例中CKD的病因不明[33]。

　　肾病与可能导致衰弱的生理变化有关。近期一项对心血管健康研究参与者的研究发现，较差的肾功能与老年社区居民普遍和偶发的衰弱高风险独立相关[34]。

流行病学数据表明，CKD患者在任何时期患认知功能障碍和阿尔茨海默病的风险均更高，且这两种情况均与衰弱密切相关。尽管有时表现不明显，但CKD可能会影响患者的理解和决策。较低的认知评分、较差的执行能力和记忆力与较高的死亡风险相关。阿尔茨海默病使不良后果进一步加重，包括残疾、住院、透析终止和死亡。因此，CKD是导致衰弱和认知功能障碍的潜在原因[35]。

因为认知和机体功能的衰退[36]，还有体能的下降和身体衰弱伴随的死亡率和致残率的增加[37]，所以老年人的CKD与不良预后显著相关。近期许多研究发现了如何衡量CKD患者的衰弱程度，以及在肾功能损伤的不同时期衰弱与不良结局之间的关系[38]。

透析前患者的衰弱率为7.0%～42.6%[39]，而接受透析的患者更高（73%）[40]。有趣的是，身体衰弱的CKD患者死亡和住院的风险增加与肾功能无关[41-43]。老年CKD患者的预后评估在医疗过程中起着关键作用，包括医护系统的组建和对家庭、陪护人员和患者的帮助，以及适当治疗方案的选择。对于许多符合CKD标准的老年人来说，以患者为中心的个体化治疗模式可能比传统的以疾病为导向的治疗模式要好得多。个体化治疗模式的一个主要特点是，如果以疾病为导向的治疗模式与患者的目标和偏好相一致，那它总是可以与之相契合[44]。慢性肾病导致机体衰弱和认知功能障碍的原理表明，多维干预可能是CKD早期的有效治疗策略[35]。

几项研究表明，CGA可能有助于对患有CKD的老年患者，明确特定功能、认知程度和心理社会障碍情况，并进行个性化照护管理。在一项涉及50名接受透析的老年患者的研究中，作者发现，在该人群中，躯体和心理社会问题都非常普遍，如服用多种药物（94.6%）和抑郁（24.5%），且常见老年疾病的患者与癌症老年患者的数量相当[45]。

最近，在786名年龄在65岁或以上（平均年龄80.8±6.5岁）的中重度CKD（eGFR＜60ml/min）住院患者中检测了MPI。MPI等级越高表明多维损伤程度越重，且与逐渐升高的1年死亡率显著相关，最高的第3级MPI的死亡率接近40%。此外，通过直接比较MPI值和eGFR值的ROC曲线下面积发现，MPI值预测死亡率的准确度明显高于eGFR值（MPI的ROC曲线下面积为0.70，95%CI为0.66～0.73，eGFR ROC曲线下面积为0.58，95%CI为0.54～0.61；$P<0.001$）。因此，MPI比器官特异性预后指数具有更好的鉴别力。长期随访也证实了类似的结果：eGFR中加入MPI显著增强了2年全因死亡率的预测能力[47]（表12.1）。

终末期肾衰竭患者的治疗存在一项挑战，即开始进行肾替代疗法（renal replacement therapy，RRT）的患者大多超过75岁。导致年龄增长的因素有如下几项：①将时序年龄作为治疗决策影响因素的观点已经改变。②现代技术增强了患者对透析的耐受。③贫血和矿物质代谢得到了有效改善。糖尿病肾病、血管疾病、血管介入手术、充血性心力衰竭和使用肾毒性药物的增加都是老年人进行RRT的常见原因。因此，在透析人群中可以发现身体和心理社会方面的损伤非常常见，如日常生活活动（ADL）的依赖性、认知功能障碍、抑郁和营养不良。这些在多个方面的损伤会逐渐积累、互相作用，最后增加抗体对外部刺激的易感性，即（肾脏）衰弱表型。

这使患有终末期肾病（end-stage renal disease，ESRD）的衰弱和高龄的患者的治疗决策变得复杂。对于某些可能无法从透析中受益的ESRD患者，保守治疗已成为透析的公认替代疗法。人们普遍认为，时序年龄不是一个有效的选择标准，因为衰老是一个有异质性的过程。接受透析治疗的患者患老年病和并发症的频率会更高。这些人中最衰弱的患者可能会从保守治疗中受益。老年损伤的评估可能有助于透析开始的决策过程，然而，关于老年人的信息有限，还未进行关于不良后果的多领域系统评估。由于老年评估已被证实可用于预测医学其他领域的结果，因此，其在ESRD人群中的潜在作用应是未来研究的主题[48]。

12.3　呼吸系统疾病

呼吸系统疾病是老年人的常见疾病。例如，患有慢性阻塞性肺疾病（COPD）的人群占65岁以上总人口的10%，在重度吸烟者中这一比例为

$50\%^{[49]}$。

由于COPD与多种不良后果相关，包括较高的死亡率和致残风险[50]，因此，重要的是要有为这些患者提供适当临床决策的预后工具。在一项包括15个指标、21个预测因子和7个结果（如死亡率和住院治疗）的大型系统性回顾中，似乎只有1个指标可应用于临床实践中[51]。所有这些指标基于仪器（如氧饱和度）和临床参数（如呼吸困难），但不包括任何可用于将老年患者分为不同预后层次的参数，如残疾或认知功能障碍。

由于多种原因，老年COPD患者的临床治疗面临着挑战。首先，作为评估COPD患者呼吸功能的最常用工具FEV_1可能并不适合。事实上，衰弱和阿尔茨海默病使大约1/5的65岁以上的老年人无法进行高质量的肺活量测定，这使得该仪器在诊断COPD上并不太可靠[52]。其次，COPD患者呼吸困难的评估通常是有争议的，因为呼吸困难阈值常因年龄、身体损伤和其他身体状况（如心力衰竭）等对呼吸功能的负面影响而增加。最后，即便可能是很重要的一点，但要求年迈的受试者满足充分的运动功能的运动能力指标不太可靠。例如，缓慢的4m步速测试可独立预测因COPD恶化而住院的老年患者再入院的风险[53]。由于所有这些原因，老年人中COPD的患病率可能被低估了，特别是在衰弱的人群中，他们可能更容易受影响[54]。

不幸的是，老年医学中重要的预后评估工具在COPD患者中发挥的作用有限（表12.1）。在707名COPD患者中，使用BODE评分（BMI、梗阻、呼吸困难、运动）不能很好地预测整体死亡风险[55]。其他作者也提出了修改评分的建议，以便更好地解释老年患者的特殊性。准BODE指数是一种以BODE指数为基础的多维健康状态检测工具，它在BODE指数的基础上增加躯体功能和呼吸功能的简单检测。BODE指数与单独使用BODE相比，对患COPD的老年人的死亡预测能力显著提高[56]。

有趣的是，患COPD的老年人中只有1/4死于呼吸道问题[57]，这表明其他因素对老年COPD患者的不良预后也很重要。在一项涉及816名门诊患者的研究中，作者发现衰弱（使用Fried的标准定义）对1/4的COPD患者的肺功能康复有影响，这是康复计划依从性差的一项独立预测因素[58]。

在另一项研究中，肌少症（一种早期衰弱状态）是老年COPD患者（15%）的常见情况，但如果接受适当的康复治疗，这种情况是可逆的[59]。此外，患有COPD的老年人面临多种临床管理上的问题，这些问题可能无法使用当前的COPD管理指南来解决。因此，老年人的管理通常需要使用CGA，以便更好地评估除COPD外的其他情况的重要性[60]。

虽然呼吸系统疾病在老年人群中很常见，但有关使用CGA的文献有限。例如，肺炎很常见，并有着较高的住院率和死亡率[61]。有少数几项研究探讨CGA在预测肺炎预后中的作用，其中一项包括了134名住院的老年患者。在这项研究中，MPI在预测短期和长期死亡率方面优于常用的肺炎严重程度指数（pneumonia severity index，PSI）[62]。这些研究表明，MPI可能有助于区分具有不同程度死亡风险的老年患者，进而可能进行不同程度的诊断和治疗干预（表12.1）。

总之，有关在呼吸系统疾病中使用CGA的文献是有意义的，但不幸的是仅限于部分研究。可用的工具（尽管是多维的）主要包括与呼吸功能相关的参数，但它们不包括老年评估的某些典型方面，如残疾或衰弱。还有其他问题需要解决和进一步思考，如临终关怀以及使用在中年人中验证有效的工具来对疾病的严重程度进行评估是否会影响老年患者的问题评估和治疗[63]。为了量身定制适合老年人的合理诊断和治疗干预措施，还需要进行更多的研究。

12.4　胃肠道疾病

关于胃肠道疾病CGA的文献主要局限于上消化道出血和肝硬化。

12.4.1　上消化道出血

上消化道出血是指源自Treitz韧带近端的消化道出血，可分为静脉曲张或非静脉曲张引起的出血，以及急性出血（表现为呕血、黑便和/或血便）或慢性出血，通常被怀疑为隐匿性胃肠道失血或贫血。上消化道出血也是住院的重要原因，与此疾病相关的死亡率约为14%。

　　由于其死亡率高，几种评分系统被用来尽早识别出有更高出血风险和/或死亡率的患者，这些患者适用于接受重症治疗（如输血治疗和/或内镜治疗，或外科手术治疗）。同时，预测系统的使用可帮助识别较低死亡风险的患者，这些患者可以早日出院甚至在门诊治疗。

　　Rockall评分是一种广泛使用的、可预测再出血和死亡风险的工具。它是根据患者年龄、临床参数（心率、血压）、并发症（心力衰竭、肾衰竭和/或肝衰竭及冠心病）以及内镜下发现的近期出血来预测再出血和死亡风险的。但是，该工具会导致模棱两可的结果[64,65]。因此，Blatchford及其同事基于内镜检查前的评估结果报道了一种新的预后评分指标[66]。根据临床参数（血压、心率、晕厥或黑便）、并发症（肝衰竭和心力衰竭）和实验室检查（血红蛋白和尿素水平），该评分系统似乎对识别高危患者具有很高的灵敏度（几乎100%），但特异度差（13%）[67,68]。

　　这两个评分系统已在年轻受试者中得到验证和使用，但一项近10 000名高龄受试者的上消化道出血的大样本研究表明，尽管根据临床标准选择患者进行门诊治疗，但患者总体死亡率仍然很高，表明在老年患者中，需要更好地区分住院或门诊治疗的适应证[69]。

　　这些研究结果表明，对于患有上消化道出血的老年患者，Rockall和Blatchford评分可能是不可靠的工具，因为此类患者通常还会患有多种其他疾病和与高龄有关的疾病，从而使诊断和治疗选择更加复杂，因此CGA特别有价值[70]。为此，在平均年龄为83岁（70～101岁）的上消化道出血住院患者中进行了一项研究。在这些患者中，即使校正了潜在的混杂因素之后，较高的基于CGA的MPI评分与较高的2年死亡率显著相关[71]。另一项研究比较了MPI与疾病特异性预测工具（如Rockall-Blatchford分数）在上消化道出血的老年患者的短期（1个月）死亡率中的预后价值，对91名65岁以上且经内镜诊断为非静脉曲张性胃肠道出血的患者进行了评估[74]。1个月内的总死亡率很高，为13.2%。MPI等级越高，死亡率越高；MPI的鉴别能力比Rockall-Blatchford评分系统更高（表12.1）。值得注意的是，在该人群中，几个预后因素（如血红蛋白水平、尿素水平、非甾体抗炎药的使用及需要输血的患者百分比）的发生率在年龄上没有差异，再次表明这些预测因素可能不适合老年患者。

12.4.2 肝硬化

老年肝病（尤其是肝硬化）患者的预后可能受到生理、功能、病理和环境因素的综合影响。已经报道了几种识别高危患者的工具，但是这些工具都没有使用多维方法，可能限制了它们在老年患者中的使用。

Child-Pugh评分被广泛认为是肝硬化和食管静脉曲张患者预后的分级系统[72]。尽管它最初是用于预测手术过程中的死亡风险，但现在它不仅用于评估预后，而且还用于评估肝移植的必要性。该评分采用了5种肝疾病的临床测量指标（脑病、腹水、胆红素、白蛋白和国际标准化比值）。

终末期肝病评分模型（model for end-stage liver disease，MELD）是另一种常用工具，最初是为了预测合并门静脉高压症的患者的生存率而开发的，但是和Child-Pugh评分一样，它也是大多数肝移植所依据的标准。

即使这些工具很重要，由于与上消化道出血相同的原因，它们似乎不太适合老年人。在一项研究中，有154名65岁及以上的患者出院时诊断为肝硬化。在这个人群中，MPI等级越高，短期和长期死亡率越高。在这些患者中，有129名还进行了Child-Pugh评分。ROC曲线下面积计算出的MPI显著高于Child-Pugh评分，表明在这群老年患者中，MPI具有更好的鉴别能力（表12.1）[74]。

参 考 文 献

［1］GO AS，MOZAFFARIAN D，ROGER VL，et al. Heart disease and stroke statistics 2013 update：a report from the American Heart Association［J］. Circulation，2013，127（1）：e6-e245.

［2］DODSON JA，MAURER MS. Changing nature of cardiac interventions in older adults［J］. Aging Health，2011，7：283-295.

［3］AFILALO J，ALEXANDER KP，MACK MJ，et al. Frailty assessment in the cardiovascular care of older adults［J］. J Am Coll Cardiol，2014，63（8）：747-762.

［4］BELL SP，SARAF A. Risk stratification in very old adults：How to best gauge risk as the basis of management choices for patients aged over 80 [J]. Prog Cardiovasc Dis, 2014, 57（2）：197-203.

［ 5 ］VERONESE N, CEREDA E, STUBBS B, et al. Risk of cardiovascular disease morbidity and mortality in frail and pre-frail older adults：results from a meta-analysis and exploratory meta-regression analysis [J]. Ageing Res Rev, 2017, 35：63-73. doi：10.1016/j.arr.2017.01.003.

［ 6 ］SAVELA SL, KOISTINEN P, STENHOLM S, et al. Leisure-time physical activity in midlife is related to old age frailty [J]. J Gerontol Ser A, 2013, 68：1433-1438. doi：10.1093/gerona/glt029.

［ 7 ］STENHOLM S, STRANDBERG TE, PITKALAL K, et al. Midlife obesity and risk of frailty in old age during a 22-year follow-up in men and women：The mini-Finland follow-up survey [J]. J Gerontol Ser A, 2014, 69：73-78. doi：10.1093/gerona/glt052.

［ 8 ］AFILALO J, EISENBERG MJ, MORIN JF, et al. Gait speed as an incremental predictor of mortality and major morbidity in elderly patients undergoing cardiac surgery [J]. J Am Coll Cardiol, 2010, 56：1668-1676.

［ 9 ］CLEGG A, YOUNG J, ILIFFE S, et al. Frailty in elderly people [J]. Lancet, 2013, 381：752-762.

［10］PHAN HM, ALPERT JS, FAIN M. Frailty, inflammation, and cardiovascular disease：evidence of a connection [J]. Am J Geriatr Cardiol, 2008, 17：101-107.

［11］SERGI G, VERONESE N, FONTANA L, et al. Pre-frailty and risk of cardiovascular disease in elderly men and women：the pro. V. A. study [J]. J Am Coll Cardiol, 2015, 65：976-983. doi：10.1016/j.jacc.2014.12.040.

［12］VON HAEHLING S, ANKER SD, DOEHNER W, et al. Frailty and heart disease [J]. Int J Cardiol, 2013, 168：1745-1747. doi：10.1016/j.ijcard.2013.07.068.

［13］FLINT K. Which came first, the frailty or the heart disease? Exploring the vicious cycle [J]. J Am Coll Cardiol, 2015, 15（10）：984-986.

［14］GILL TM. The central role of prognosis in clinical decision making [J]. JAMA, 2012, 307（2）：199-200.

［15］BENETOS A, BULPITT CJ, PETROVIC M, et al. An expert opinion from the European Society of Hypertension-European Union Geriatric Medicine Society Working Group on the management of hypertension in very old, frail subjects [J]. Hypertension, 2016, 67（5）：820-825. doi：10.1161/HYPERTENSIONAHA.115.07020.

［16］TINETTI ME, BOGARDUS ST JR, AGOSTINI JV. Potential pitfalls of disease-specific guidelines for patients with multiple conditions [J]. N Engl J Med, 2004, 351：2870-2874.

[17] GURALNIK JM, SIMONSICK EM, FERRUCCI L, et al. A short physical performance battery assessing lower extremity function: association with self-reported disability and prediction of mortality and nursing home admission [J]. J Gerontol, 1994, 49: M85-M94.

[18] DI BARI M, VIRGILLO A, MATTEUZZI D, et al. Predictive validity of measures of comorbidity in older community dwellers: the insufficienza cardiaca negli anziani residenti a Dicomano Study [J]. J Am Geriatr Soc, 2006, 54: 210-216.

[19] VOLPATO S, CAVALIERI M, SIOULIS F, et al. Predictive value of the short physical performance battery following hospitalization in older patients [J]. J Gerontol A Biol Sci Med Sci, 2001, 66: 89-96.

[20] CHIARANTINI D, VOLPATO S, SIOULIS F, et al. Lower extremity performance measures predict long-term prognosis in older patients hospitalized for heart failure [J]. J Card Fail, 2010, 16: 390-395.

[21] STUDENSKI S, PERERA S, WALLACE D, et al. Physical performance measures in the clinical setting [J]. J Am Geriatr Soc, 2003, 51: 314-322.

[22] STUDENSKI S, PERERA S, PATEL K, et al. Gait speed and survival in older adults [J]. JAMA, 2011, 305: 50-58.

[23] LILAMAND M, DUMONTEIL N, NOURHASHÉMI F, et al. Gait speed and comprehensive geriatric assessment: two keys to improve the management of older persons with aortic stenosis [J]. Int J Cardiol, 2014, 173 (3): 580-582.

[24] PILOTTO A, FERRUCCI L, FRANCESCHI M, et al. Development and validation of a multidimensional prognostic index for 1-year mortality from the comprehensive geriatric assessment in hospitalized older patients [J]. Rejuvenation Res, 2008, 11: 151-161.

[25] PILOTTO A, ADDANTE F, FRANCESCHI M, et al. A multidimensional prognostic index (MPI) based on a comprehensive geriatric assessment predicts short-term mortality in older patients with heart failure [J]. Circ Heart Fail, 2010, 3: 14-20.

[26] SHOCKEN DD. Prognosis of heart failure in the elderly: not an affair of the heart? [J]. Circ Heart Fail, 2010, 3 (1): 2-3.

[27] PILOTTO A, GALLINA P, PANZA F, et al. Relation of statin use and mortality in community-dwelling frail older patients with coronary artery disease [J]. Am J Cardiol, 2016, 118 (11): 1624-1630. doi: 10.1016/j.amjcard.2016.08.042.

[28] PILOTTO A, GALLINA P, COPETTI M, et al. Warfarin treatment and all-cause mortality in community-dwelling older adults with atrial fibrillation: a retrospective observational study [J]. J Am Geriatr Soc, 2016, 64: 1416-1424. doi: 10.1111/

jgs.14221.

［29］BUREAU ML，LIUU E，CHRISTIAENS L，et al. Using a multidimensional prognostic index（MPI）based on comprehensive geriatric assessment（CGA）to predict mortality in elderly undergoing transcatheter aortic valve implantation［J］. Int J Cardiol，2017，236：381−386. doi：10.1016/j.ijcard.2017.02.048.

［30］MORLEY JE，VELLAS B，VAN KAN GA，et al. Frailty consensus：a call to action［J］. J Am Med Dir Assoc，2013，14：392−397. doi：10.1016/j.jamda.2013.03.022.

［31］DE NICOLA L，ZOCCALI C. Chronic kidney disease prevalence in the general population：heterogeneity and concerns［J］. Nephrol Dial Transplant，2016，31（3）：331−335.

［32］JHA V，GARCIA-GARCIA G，ISEKI K，et al. Chronic kidney disease：global dimension and perspectives［J］. Lancet，2013，382：260−272.

［33］WEAVER VM，FADROWSKI JJ，JAAR BG. Global dimensions of chronic kidney disease of unknown etiology（CKDu）：a modern era environmental and/or occupational nephropathy?［J］. BMC Nephrol，2015，16：145.

［34］DALRYMPLE LS，KATZ R，RIFKIN DE，et al. Kidney function and prevalent and incident frailty［J］. Clin J Am Soc Nephrol，2013，8：2091−2099.

［35］SHEN Z，RUAN Q，YU Z，et al. Chronic kidney disease-related physical frailty and cognitive impairment：a systemic review［J］. Geriatr Gerontol Int，2016，17：529−544.

［36］FENG L，YAP KB，YEOH LY，et al. Kidney function and cognitive and functional decline in elderly adults：findings from the Singapore longitudinal aging study［J］. J Am Geriatr Soc，2012，60：1208−1214.

［37］REESE PP，CAPPOLA AR，SHULTS J，et al. Physical performance and frailty in chronic kidney disease［J］. Am J Nephrol，2013，38（4）：307−315.

［38］CHOWDHURY R，PEEL NM，KROSCH M，et al. Frailty and chronic kidney disease：a systematic review［J］. Arch Gerontol Geriatr，2017，68：135−142.

［39］MANSUR HN，COLUGNATI FA，GRINCENKOV FR，et al. Frailty and quality of life：A cross-sectional study of Brazilian patients with pre-dialysis chronic kidney disease［J］. Health Qual Life Outcomes，2014，12（1）：27.

［40］BAO Y，DALRYMPLE L，CHERTOW GM，et al. Frailty，dialysis initiation，and mortality in end-stage renal disease［J］. Arch Intern Med，2012，172（14）：1071−1077.

［41］AUCELLA F，STOICO L，CICCHELLA A，et al. Comprehensive geriatric assessment in the hemodialysis elderly population［J］. J Nephrol，2012，25（Suppl 19）：S85−S89.

[42] DELGADO C, GRIMES BA, GLIDDEN DV, et al. Association of frailty based on self-reported physical function with directly measured kidney function and mortality [J]. BMC Nephrol, 2015, 16: 203.

[43] MCADAMS-DEMARCO MA, TAN J, SALTER ML, et al. Frailty and cognitive function in incident hemodialysis patients [J]. CJASN, 2015, 10 (12): 2181-2189.

[44] BOWLING CB, O'HARE AM. Managing older adults with CKD: individualized versus disease-based approaches [J]. Am J Kidney Dis, 2012, 59 (2): 293-302.

[45] PARLEVLIET JL, BUURMAN BM, PANNEKEET MM, et al. Systematic comprehensive geriatric assessment in elderly patients on chronic dialysis: a cross-sectional comparative and feasibility study [J]. BMC Nephrol, 2012, 13: 30-30. doi: 10.1186/1471-2369-13-30.

[46] PILOTTO A, SANCARLO D, FRANCESCHI M, et al. A multidimensional approach to the geriatric patient with chronic kidney disease [J]. J Nephrol, 2010, 23 (S15): S5-S10.

[47] PILOTTO A, SANCARLO D, AUCELLA F, et al. Addition of the multidimensional prognostic index to the estimated glomerular filtration rate improves prediction of long-term all-cause mortality in older patients with chronic kidney disease [J]. Rejuvenation Res, 2012, 15 (1): 82-88.

[48] VAN LOON IN, WOUTERS TR, BOEREBOOM FTJ, et al. The relevance of geriatric impairments in patients starting dialysis: a systematic review [J]. Clin J Am Soc Nephrol, 2016, 11 (7): 1245-1259.

[49] HALBERT RJ, NATOLI JL, GANO A, et al. Global burden of COPD: systematic review and meta-analysis [J]. Eur Respir J, 2006, 28: 523-532. doi: 10.1183/09031 936.06.00124605.

[50] EISNER MD, IRIBARREN C, BLANC PD, et al. Development of disability in chronic obstructive pulmonary disease: beyond lung function [J]. Thorax, 2011, 66: 108-114. doi: 10.1136/thx.2010.137661.

[51] VAN DIJK WD, VAN DEN BEMT L, VAN DEN HAAK-RONGEN S, et al. Multidimensional prognostic indices for use in COPD patient care. A systematic review [J]. Respir Res, 2011, 12: 151. doi: 10.1186/1465-9921-12-151.

[52] INCALZI AR, PEDONE C. Outcomes of pharmacological trials are not for the elderly respiratory patient [J]. Am J Respir Crit Care Med, 2014, 189: 1286.

[53] KON SS, JONES SE, SCHOFIELD SJ, et al. Gait speed and readmission following hospitalisation for acute exacerbations of COPD: a prospective study [J]. Thorax, 2015, 70: 1131-1137. doi: 10.1136/thoraxjnl-2015-207046.

［54］GALIZIA G，CACCIATORE F，TESTA G，et al. Role of clinical frailty on long-term mortality of elderly subjects with and without chronic obstructive pulmonary disease［J］. Aging Clin Exp Res，2011，23：118-125.

［55］DE TORRES JP，CASANOVA C，MARÍN JM，et al. Prognostic evaluation of COPD patients：GOLD 2011 versus BODE and the COPD comorbidity index COTE［J］. Thorax，2014，69：799-804. doi：10.1136/thoraxjnl-2014-205770.

［56］ROBERTS MH，MAPEL DW，BRUSE S，et al. Development of a modified BODE index as a mortality risk measure among older adults with and without chronic obstructive pulmonary disease［J］. Am J Epidemiol，2013，178：1150-1160. doi：10.1093/aje/kwt087.

［57］PEDONE C，SCARLATA S，FORASTIERE F，et al. BODE index or geriatric multidimensional assessment for the prediction of very-long-term mortality in elderly patients with chronic obstructive pulmonary disease? A prospective cohort study［J］. Age Ageing，2014，43：553-558. doi：10.1093/ageing/aft197.

［58］MADDOCKS M，KON SS，CANAVAN JL，et al. Physical frailty and pulmonary rehabilitation in COPD：a prospective cohort study［J］. Thorax，2016，71：988-995. doi：10.1136/thoraxjnl-2016-208460.

［59］JONES SE，MADDOCKS M，KON SS，et al. Sarcopenia in COPD：prevalence，clinical correlates and response to pulmonary rehabilitation［J］. Thorax，2015，70：213-218. doi：10.1136/thoraxjnl-2014-206440.

［60］MCDONALD VM，SIMPSON JL，HIGGINS I，et al. Multidimensional assessment of older people with asthma and COPD：clinical management and health status［J］. Age Ageing，2011，40：42-49. doi：10.1093/ageing/afq134.

［61］YOSHIKAWA TT，MARRIE TJ. Community-acquired pneumonia in the elderly［J］. Clin Infect Dis，2000，31：1066-1078. doi：10.1086/318124.

［62］PILOTTO A，ADDANTE F，FERRUCCI L，et al. The multidimensional prognostic index predicts short-and long-term mortality in hospitalized geriatric patients with pneumonia［J］. J Gerontol A Biol Sci Med Sci，2009，64：880-887. doi：10.1093/gerona/glp031.

［63］MCDONALD VM，HIGGINS I，WOOD LG，et al. Multidimensional assessment and tailored interventions for COPD：respiratory utopia or common sense?［J］. Thorax，2013，68：691-694. doi：10.1136/thoraxjnl-2012-202646.

［64］SANDERS DS，CARTER MJ，GOODCHAP RJ，et al. Prospective validation of the Rockall risk scoring system for upper GI hemorrhage in subgroups of patients with varices and peptic ulcers［J］. Am J Gastroenterol，2002，97：630-635. doi：10.1111/j.1572-0241.2002.05541.x.

[65] VREEBURG EM, TERWEE CB, SNEL P, et al. Validation of the Rockall risk scoring system in upper gastrointestinal bleeding [J]. Gut, 1999, 44: 331-335.

[66] BLATCHFORD O, MURRAY WR, BLATCHFORD M. A risk score to predict need for treatment for upper-gastrointestinal haemorrhage [J]. Lancet, 2000, 356: 1318-1321. doi: 10.1016/s0140-6736（00）02816-6.

[67] ATKINSON RJ, HURLSTONE DP. Usefulness of prognostic indices in upper gastrointestinal bleeding [J]. Best Pract Res Clin Gastroenterol, 2008, 22: 233-242. doi: 10.1016/j.bpg.2007.11.004.

[68] MASAOKA T, SUZUKI H, HORI S, et al. Blatchford scoring system is a useful scoring system for detecting patients with upper gastrointestinal bleeding who do not need endoscopic intervention [J]. J Gastroenterol Hepatol, 2007, 22: 1404-1408. doi: 10.1111/j.1440-1746.2006.04762.x.

[69] COOPER GS, KOU TD, WONG RC. Outpatient management of nonvariceal upper gastrointestinal hemorrhage: unexpected mortality in medicare beneficiaries [J]. Gastroenterology, 2009, 136: 108-114. doi: 10.1053/j.gastro.2008.09.030.

[70] PILOTTO A, FRANCESCHI M. Upper gastrointestinal disorders. //Halter JB, Ouslander JG, Studenski S, et al. Hazzard's Geriatric Medicine and Gerontology [M]. 7th edition. New York: McGraw Hill Publisher, 2017.

[71] PILOTTO A, ADDANTE F, D'ONOFRIO G, et al. Usefulness of the comprehensive geriatric assessment in older patients with upper gastrointestinal bleeding: a two-year follow-up study [J]. Dig Dis, 2007, 25: 124-128. doi: 10.1159/000099476.

[72] PUGH RN, MURRAY-LYON IM, DAWSON JL, et al. Transection of the oesophagus for bleeding oesophageal varices [J]. Br J Surg, 1973, 60: 646-649.

[73] MALINCHOC M, KAMATH PS, GORDON FD, et al. A model to predict poor survival in patients undergoing transjugular intrahepatic portosystemic shunts [J]. Hepatology, 2000, 31: 864-871. doi: 10.1053/he.2000.5852.

[74] PILOTTO A, ADDANTE F, D'ONOFRIO G, et al. The comprehensive geriatric assessment and the multidimensional approach. A new look at the older patient with gastroenterological disorders [J]. Best Pract Res Clin Gastroenterol, 2009, 23（6）: 829-837.

13　围手术期老年医学综合评估

13.1　老年人围手术期医学

　　越来越多的老年人正在接受急诊和择期手术。这是由于以下几个因素造成的：首先，人口结构的变化，现在75岁以上的人口构成了发达国家中增长最快的年龄组；其次，衰老与退行性疾病、肿瘤性疾病和代谢性疾病的相关性（如骨关节炎、肠癌和周围血管疾病），外科手术通常是治疗的主要方式；第三，外科技术的进步，如微创技术，其可能带来更少的手术应激，因此更适合老年患者。此外，公众的、患者的和卫生专业人员的态度和行为都在不断改变，意味着老年人越来越多地寻求并获得平等的外科手术机会。

　　文献表明，外科手术使老年人在症状缓解和生存改善方面都获益。然而，与年轻患者相比，年龄较大的患者术后发生不良反应的可能性更大[1]。不是年龄本身会带来不利的风险状况，而是年龄相关的生理衰退的累积以及多发性疾病和老年综合征（如衰弱和认知功能障碍）的发生率增加，这些因素的相互作用导致病理生理状况与不良结局风险增加相关[2]。

　　有大量的数据研究各个外科专业的术后发病率和死亡率，特别是研究与年龄的关系。这些数据表明，在外科各亚专业，与年轻患者相比，老年人更容易发生术后并发症。这些术后并发症主要是内科方面的，而不是外科方面的。例如，结直肠外科的研究表明，随着年龄的增长，吻合口漏的发生率没有增加，但呼吸代偿、心脏病和急性肾损伤的发生率却增高。在老年患者中内科并发症的增加与其年龄是相关的，因为术后内科并发症与短期和长期死亡率之间存在明显的关联[3]。这在一定程度上解释了为什么在大多数外科亚专业中，80岁以上的患者中观察到更高的死亡率。尽管特定器官的并发症和死亡率是重要的术后指标，但人们越来越重视手术后患者报告的结果和老年综合征，包括术后认知功能恶化。文献表明术后谵妄十分常见，并且对患者持续影响造成认知功能障碍，增加禁锢性反应概率和抑郁相关的后续精神症状[4]。同样，尽管研究有限，但研究表明，老年人的术后功能恢复较年轻人慢，最长可达6个月，并且可能导致依赖性增加[5]。

13.2 围手术期医学的老年综合评估

围手术期医学旨在术前、术中和术后为患者提供最佳照护，以减少实践中的差异并改善临床医师报告的、患者报告的和过程相关的预后。为此，外科手术患者需要整体评估和优化、共同的决策制定以及一致的随访。显然，这是一个复杂的多科室参与过程，需要多领域、多学科的方法（如老年综合评估）作为基础[6]。

对围手术期路径进行的老年综合评估包括：

- 主动识别：评估和优化生理状态、多发病和老年综合征以及不良后果的预测因素。
- 共同决策：确保患者接受手术或保守治疗的适当干预。
- 预期：预防和改善潜在的术后并发症，重点是降低并发症的发生率和严重程度。

总之，这种方法会对死亡率、住院时间和医疗资源的使用产生积极影响。

实际上，这需要与在其他临床环境中进行的老年综合评估相同的步骤：

- 在病史（必要时附有附录）和体格检查中描述可识别的和以前无法识别的疾病、老年综合征和功能受限。
- 适当和有针对性的检查（实验室和放射学）
- 考虑到对潜在益处、风险和负担的个性化评估以及患者的偏好和优先事项，与患者达成治疗目标的共识。

－ 从术前到急性恢复期和康复阶段的多学科"亲身实践"方法，确保同时关注短期和长期目标。

尽管这些步骤与在其他临床环境中执行的步骤相似，但它们需要根据择期、限期和紧急手术进行调整。例如，准备进行关节置换手术的患者和因恶性肿瘤继发肠梗阻而需进行紧急开腹手术，对这两种患者进行老年综合评估需要不同的方法。

13.3　术前老年综合评估

在术前进行有效的、全面的老年综合评估需对术后常见并发症以及导致这些不良事件的危险因素有充分了解。这些并发症包括外科和内科并发症、功能退化、转诊或推迟出院以及疾病潜在变化（如谵妄改变了潜在认知功能障碍的病程进展）。这应该促使多学科团队使用老年综合评估方法：

（1）描述和优化已明确的疾病。

例如，患者有吸烟史，诊断为慢性阻塞性肺疾病（COPD），准备行择期腹主动脉瘤修复，自述运动耐力为50m。对这类患者进行围手术期的老年综合评估要涉及以下几方面。

－ 根据病史（诊断时间、症状、病情加重频率、是否有创医疗支持等）、检查（包括采用6分钟步行测试或增量穿梭步行测试等工具评估呼吸功能储备）来客观评估已知的COPD（肺功能检查）。

－ 多学科优化，包括戒烟，肺部康复（根据紧急程度可在术前或术后进行），根据目前的指南和对吸入器技术的评估制定适当的方法。

－ 对于存在共同寿命限制条件并导致功能障碍的患者进行延长寿命手术的风险／益处的共同决策。

－ 个性化的围手术期护理计划，如建议适当使用术后2/3级护理。

－ 主动的多学科术后管理计划，包括设定目标氧饱和度、术后早期活动等。

（2）识别并以最佳方式管理以前未能识别的疾病。

例如，由于心率控制不佳，术中和术后快速房颤以及血栓栓塞性脑卒中的长期风险较高，准备进行经尿道前列腺电切术的患者出现新发房颤，这使术前取消手术的概率增加。针对这种围手术期情况进行老年综合评估包括以下方面。

– 术前心电图筛查房颤（老年患者常见的心律失常）。

– 查找可能的潜在病因，如甲状腺功能亢进、酒精摄入过多、高血压，并据此进行管理。

– 决定心率或心律控制的术前治疗。这应该考虑手术的时间和适应证。例如，在肿瘤手术中，为了在必要的抗凝治疗之前进行电复律而推迟手术可能是不合适的。将有证据支持的指南推广到围手术期，此时应该把重点放在心率控制上。例如，不是使用地高辛，而是使用β受体阻断剂进行心率控制。

– 围手术期管理的标准化，如确保不使用镁剂，并在整个围手术期继续使用心率/心律的药物控制。

– 长期治疗，重新考虑控制心律或心率的策略，评估脑卒中风险和抗凝治疗需求。

（3）根据可用时间安排来调整评估和管理。

例如，患者因腹股沟疝嵌顿而出现急性肠梗阻，并伴有急性谵妄。针对这种围手术期情况进行老年综合评估应涉及以下方面。

– 快速获取有关病前认知状态、内科多系统合并症和功能状态的病史。

– 评估患者关于治疗选择的能力（保守/姑息/手术管理），并确定所有有关代理决策的法律程序（如英格兰的长期授权书）。

– 术前医疗优化，包括镇痛、容量复苏、使用抗生素和其他合并症的改善（如缺铁性贫血的管理）。

－围手术期计划，包括合理使用2/3级护理并确保适当的护理上限。

－术后治疗的标准化，尤其是使用有证据支持的方法来管理术后谵妄（如HELP）和相关风险，如摔倒。

－积极主动的康复策略，针对出院地点制定明确的目标并做出多学科联合决策（在病床上进行康复、在家中进行康复和护理、需要机构护理等）。

－通过记忆评估进行长期管理。

（4）在入院前就应先考虑出院计划。

例如，一位患者准备进行择期髋关节置换术，由于类风湿和骨关节炎导致的疼痛和功能受限，目前无法管理自己的日常生活。针对这种围手术期情况进行老年综合评估要涉及以下方面。

－筛查与围手术期相关的既存肌肉骨骼疾病相关问题，并提供个体化的方案来管理这些问题（由于肾病风险而停止使用非甾体抗炎药，提供围手术期长期使用外源性类固醇激素治疗的计划，评估颈椎的稳定性和活动性以准备插管等）。

－对功能限制和家庭环境方面进行主动的多学科优化，从而在没有明确出院策略的情况下停止择期入院（这可能涉及在楼下建立微环境以使患者不需要使用楼梯，从而为照护者提供了日常生活的便利，使用设备增强其独立性，转诊以便进行训练计划从而改善功能和减少跌倒，为患者及其家人提供有关住院时间的明确安排等）。

－标准化的术后管理，包括镇痛策略、治疗目标、病房中的多学科多团队讨论、预计出院日期的设置等。

13.4　老年综合评估以促进共同的决策制定

已建立的老年综合评估方法利用工具来帮助客观地描述健康状况的不同方面。例如，这些工具可能包括评估日常生活活动或抑郁症状严重程度的工具。同样，有一些针对围手术期风险的工具，可以将其纳入术前老年综合评估中。例如，预测死亡率和发病率的生理学和手术严重性评分（physiological operative and severity score for the enuneration or mortality and morbidity，POSSUM）、手术预后风险工具（surgical outcomes risk tool，SORT）或更具体的器官评分，如描述不同类型手术后心脏风险的 Lee 心脏指数[7]。这些工具有确定的证据基础，可以在总体上或在研究环境中使用。在年龄较大的人群中，由于普遍包含年龄因素，因此此类风险预测工具的区别较小。此外，针对器官特定风险的工具在有多种疾病的人群中的用处较小。因此，应该在多领域老年综合评估的背景下使用风险预测工具，以促进患者、亲属或护理人员、外科医师、麻醉师和老年病专家之间的共同决策。该过程可以通过包含患者信息的决策工具来支持。例如，在伴有腹主动脉瘤的糖尿病肾病第四期老年患者中，采用风险预测工具进行老年综合评估将有助于描述进行手术的风险/收益比。可以向患者及其家人介绍以下内容。

- 手术的益处
- 减少破裂和相关死亡的风险：可以根据动脉瘤的大小以及其他因素预估风险。
- 手术风险
- 急性肾损伤的风险，为此有可能进行永久性的肾替代治疗。
- 围手术期（30天）死亡的风险。
- 负担
- 与手术和住院有关的心理压力。
- 术后疼痛和（暂时的）功能降低。

如果患者拒绝手术，支持共同决策的过程还涉及提供预期的高级护理计划。这可能包括与初级保健和救护车服务部门联系，以便在发生破裂时不入院，而转诊至社区姑息治疗，以确保能够快速获得生命终末期的姑息性治疗药物。

13.5 术后老年综合评估

术后老年综合评估的应用会根据患者是择期还是急诊手术而有所不同。已接受术前老年综合评估的择期手术患者可以在病房进行随访，以确保在采用多学科干预措施来有效地实施康复和计划出院时，主动识别和管理预期的术后并发症。例如，对于患有慢性阻塞性肺疾病的患者，术后计划可能涉及由知道明确血氧饱和度指标的护理人员进行密切监视，通过理疗进行早期活动和积极的肺功能锻炼，在必要时使用储雾装置的吸入技术，以及计划早期升级到雾化治疗，如果出现败血症症状，由医疗小组给予抗生素。

以类似的方式，老年综合评估可用于确定那些以半紧急或紧急方式入院的患者是否需要多学科的投入。例如，在一位患严重肢体缺血的患者接受紧急血运重建手术时，老年综合评估和改善可能包括：

通过电话获得病史，以便描述发病前认知状态和评估持续性谵妄的风险。

– 迅速就以前无法诊断的前列腺增生进行药物治疗，以减轻术后尿潴留的风险。

– 营养师进行营养评估和优化以促进伤口愈合（如快速补充可溶性维生素和矿物质，以及积极的营养补充）。

– 通过职业疗法对家庭环境进行早期评估，以识别并减轻回家后功能独立的障碍。

13.6 围手术期老年综合评估的证据

尽管已有确凿的证据表明可以对住院患者和社区老年人进行老年综合评估，但尚无文献支持在围手术期中进行老年综合评估的作用。2014年进行的一项系统综述筛选出5项研究，包括两项随机对照试验和三项干预性研究[8]。这些研究的主要局限性是缺乏老年综合评估的所有组成部分：评估、优化和随访，仅侧重评估。其他方法学的局限性包括研究前后的时间效应以及缺少与观察者主观偏倚相关的盲法。虽然meta分析存在异质性，但除了meta分析，文章还使用叙述性综述进行评估。该综述认为，对于接受择期手术的老年患者，术前进行老年综合评估可能对术后结局（内科并发症和住院时间）有积极影响。在该综述发表后，对接受择期和计划血管手术（主动脉和下肢动脉手术）的老年患者进行了一项随机临床试验[9]。此研究将患者随机分为2组，一组接受常规麻醉术前重点评估，另一组接受老年综合评估，以住院时间作为主要结果。由于较少的内科并发症和出院延迟，老年综合评估组的住院时间缩短了40%（5.53～3.32天）。接下来的工作是需要确定老年综合评估在外科手术患者中是否具有相似的益处，以及是否可以在常规临床实践中实施。

13.7 在常规围手术期管理中建立老年综合评估

尽管有新近的证据基础和一些最佳的实践指南支持在围手术期管理中进行老年综合评估[6]，但这种方法尚未广泛建立。英国最近的一项调查显示，只有3家医院在择期和急诊患者的整个围手术期管理中使用了老年综合评估[10]。建立此类服务的主要障碍包括人力缺乏、缺乏对老年综合评估与围手术期医学相关的教育培训以及资金短缺。在常规管理中实施老年综合评估需要建立协作性临床服务，完善相关教育培训以及获取坚实的证据基础，以支持路径发展。

参 考 文 献

[1] HAMEL MB, HENDERSON WG, KHURI SF, et al. Surgical outcomes for patients aged 80 and older: morbidity and mortality from major noncardiac surgery [J]. J Am Geriatr Soc, 2005, 53（3）: 424-429.

[2] MAKARY MA, SEGEV DL, PRONOVOST PJ, et al. Frailty as a predictor of surgical outcomes in older patients [J]. J Am Coll Surg, 2010, 210（6）: 901-908.

doi: 10.1016/j.jamcollsurg.2010.01.028.

[3] KHURI SF, HENDERSON WG, DEPALMA RG, et al. Participants in the V A national surgical quality improvement program. Determinants of long-term survival after major surgery and the adverse effect of postoperative complications [J]. Ann Surg, 2005, 242 (3): 326-341. discussion 341-343.

[4] NADELSON MR, SANDERS RD, AVIDAN MS. Perioperative cognitive trajectory in adults [J]. Br J Anaesth, 2014, 112 (3): 440-451.

[5] LAWRENCE VA, HAZUDA HP, CORNELL JE, et al. Functional independence after major abdominal surgery in the elderly [J]. J Am Coll Surg, 2004, 199 (5): 762-772.

[6] CHOW WB, ROSENTHAL RA, MERKOW RP, et al. Optimal preoperative assessment of the geriatric surgical patient: a best practices guideline from the American college of surgeons national surgical quality improvement program and the American geriatrics society [J]. J Am Coll Surg, 2012, 215 (4): 453-466. doi: 10.1016/ j.jamcollsurg.2012.06.017.

[7] LEE DH, BUTH KJ, MARTIN BJ, et al. Frail patients are at increased risk for mortality and prolonged institutional care after cardiac surgery [J]. Circulation, 2010, 121 (8): 973-978. doi: 10.1161/CIRCULA TIONAHA.108.841437.

[8] PARTRIDGE JS, HARARI D, MARTIN FC, et al. The impact of pre-operative comprehen-sive geriatric assessment on postoperative outcomes in older patients undergoing scheduled surgery: a systematic review [J]. Anaesthesia, 2014, 69 (Suppl 1): 8-16. doi: 10.1111/anae.12494.

[9] PARTRIDGE JS, HARARI D, MARTIN FC, et al. Randomized clinical trial of comprehensive geriatric assessment and optimization in vascular surgery [J]. Br J Surg, 2017, 104 (6): 679-687. doi: 10.1002/bjs.10459.

[10] PARTRIDGE JS, COLLINGRIDGE G, GORDON AL, et al. Where are we in perioperative medicine for older surgical patients? A UK survey of geriatric medicine deliv-ered services in surgery [J]. Age Ageing, 2014, 43 (5): 721-724. doi: 10.1093/ageing/afu084.

14 认知功能减退患者的老年综合评估

14.1 痴呆老年患者的负担和多维因素

随着全球预期寿命达到71.4岁，伴或不伴有痴呆的认知功能障碍成为全球范围内的一个主要公共卫生问题[1]。大量的流行病学证据表明，大多数痴呆患者年龄在75岁及以上，1/3的老年患者年龄在85岁以上，发病率上升最快的年龄是75岁，与64～75岁相比，增加了5.07倍；据报道，与45～54岁相比，85岁及以上年龄段痴呆的发病率增加了152倍[2-5]，与"老龄潮""银海啸""无子女社会"等当前人类历史上独特的人口现象及其社会经济政治原因和结果无关[6]，75岁以上的老年人不仅经常受到痴呆的影响，而且还受到多种疾病的影响。在德国，2012年出生者预期寿命达到80.9岁[6]，50～94岁的人口中有67.3%患有多种疾病[7]。老年患者的多种疾病和痴呆与功能丧失、死亡率增加和高住院率有关，全因死亡率随着共病数量的增加而升高，三种共病的风险比达到了6.9[8]。

与年龄相关性神经退行性病变相关的记忆、思维和行为的减退与日常生活活动能力的逐渐丧失有关。失能确实是诊断痴呆的一项关键要素。失能17年以上的人被认为患有痴呆，一个严峻的问题是估计全世界有4750万失能人口。预计到2030年，痴呆总人口将增加到7560万人，而到2050年将增加到1.355亿人，这其中的大多数患者生活在中低收入国家[9]。

目前，痴呆相关的医疗、社会和非专业护理的直接费用等方面存在着重大的社会和经济问题。此外，身体、情感和经济上的压力可能会给家庭带来极大的消极影响。保健、社会、财务和法律体系也都需要为痴呆患者及其护理人员提供支持。从这个角度出发，老年综合评估（CGA）似乎是确定痴呆老年患者在生理、心理和功能状态方面需求和资源最合适的评估方式。本章提供的证据表明，痴呆老年患者（如所有高龄或有衰弱风险的受试者）在疾病诊断、疾病进展、风险识别、住院治疗、疗养院入住以及死亡率方面也均受益于CGA的结果。另一方面，无论是表面健康的老年人和/或出于非认知功能障碍而寻求医疗咨询的老年人，在诊断和治疗社会心理转变（包括识别与健康相关重要影响因素的能力下降）时，也可能从CGA中获益。综上所述，将在下一部分介绍CGA结果对痴呆症老年患者和非痴呆症老年患者的有益作用。

14.2 通过CGA识别认知功能障碍患者

CGA作为老年医学专业的基石，可从生理、心理和功能方面评估失能或有失能风险的老年人。正因如此，CGA可以克服识别患者信息来源和相关问题所固有的困难。老年患者经常出现一些非特异性、看似无关和貌似不重要的症状组合。尤其是患有认知功能障碍的老年患者，他们可能会因为一些小问题而向医师咨询，但通常由于判断能力受损、时机的不当和相关治疗缺乏而不告知医师这些情况（图14.1）。与年轻患者相比，老年患者很少得到明确、快速的诊断，因为他们中的许多人认为自己的不适感（如慢性疼痛、失眠或健忘）是"正常"衰老的一部分；正是由于这些原因，认知功能障碍大概率不能被确诊。另一个重要事实是，由于恐惧、文化水平较低和抵触心理，老年受试者缺乏良好的沟通能力。当患者存在不相关

表14.1 认知功能减退的老年人不能被确诊的危险因素

- 孤立和回避，不规律就诊
- 无法理解和交流认知功能减退
- 随着年龄增长，健忘被解释为"正常"现象
- 害怕被认为无法独自生活、独立管理财务和独自出行
- 在熟悉的环境中掩盖了功能缺陷
- 就诊时的感觉障碍和时间限制导致评估和采集病史不完整
- 存在抑郁症、慢性疼痛、睡眠不足、人格改变和营养不良引起的注意力缺陷

的症状时，他们的子女通常会主动去看医生，但往往会告诉医生有关患者的非重点情况，导致错过诊断的机会。另一方面，当老年患者就诊、转诊并需要独自一人面对医生时，由于不能立即注意到他们是否有认知功能障碍，导致他们很难接受有效的医疗服务及知晓正确的医疗决策。最后，并存的抑郁症和感觉障碍都可能导致其对主诉和现存疾病的总结描述不完整，甚至难以理解（图14.1）。

老年人普遍存在多种问题，以疾病为中心、基于各个系统的医疗方案不适用于老年患者。从这个角度看，它增加了年龄相关性疾病的治疗难度，这些疾病在临床上以非系统的方式呈现出复杂的病理生理机制。此外，一个器官导致另一个器官的病变也并不罕见。通过系统地执行CGA，可以极大地完善对认知功能障碍的一级预防和二级预防，从而延缓病程进展，改善预后。

（1）参考其他非认知症状明确患者未知的、极轻微和轻微认知功能障碍。

（2）根据痴呆患者的预后改善临床治疗方案（图14.1）。

老年受试者将通过神经心理学测试进行认知功能评估，经常会使用到MMSE[10]，但许多其他测试（包括较简易的测试）也正在实施和验证中。认知功能评估可以发现早期退化，并通过更广泛的整套测试为恰当的诊断创造条件，它也可以通过既往药物史立即识别对认知功能有潜在危害的药物，如抗胆碱药[11]、镇静剂[12]或质子泵抑制剂[13]。

在最近发表的动态老年评估-衰弱干预试验（ambulatory geriatric assessmenta Frailty Intewention Trial，AGe-FIT；$n = 382$）中，横断面研究部分的示例性报告显示因非认知功能障碍就诊的老年受试者有应用CGA的巨大潜力[14]。对在社区居住、年龄≥75岁、过去12个月中至少有3次住院治疗，同时根据ICD-10有3个或3个以上伴随诊断的参与者行MMSE测试，337名测试者中有53人（16%）评分＜24分。根据病历记录，他们中有6人（11%）被诊断为痴呆，而89%的人没有，这表明患有多种疾病的认知功能下降的老年人并未被诊断为痴呆。作者认为，对患有多种疾病的老年人的积极照护应侧重于认知功能减退，从而发现认知功能障碍，并为这一非常

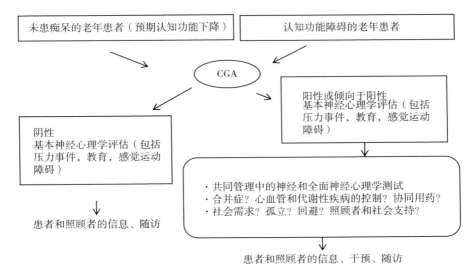

图14.1　未患痴呆的老年患者或认知功能障碍的老年患者的CGA

脆弱的群体提供必要的帮助和支持。

14.3　CGA在痴呆和临床决策中的应用

　　一旦被诊断痴呆并处于轻度和中度阶段，患者的记忆力、定向力会明显下降，他们意识不到自己的问题，并且无法判断后果。随后，在疾病进展过程中，失能12～17年的患者会丧失沟通能力，无法识别亲人，逐渐卧床不起，并需要长期护理[9]。痴呆确实会增加死亡率，虽然有些因素，如男性、神经精神症状、合并症和随访期间功能障碍的进展等都与生存率降低有关，但致病因素尚未明确[2, 9]。在缺乏靶向药物和失能行为的情况下，使用症状性抗痴呆药物，如乙酰胆碱酯酶抑制剂（acetylcholinesterase inhibitor，AChEI）（他克林、多奈哌齐、加兰他敏和卡巴拉汀）、N-甲基-D-天冬氨酸（N-methyl-D-aspartate，NMDA）受体阻断剂美金刚以及抗精神病药物等都必须非常精准。虽然单独或联合应用抗痴呆药物可能会延后患者入住养老院的时间，并且降低疗养院患者和社区患者的死亡率[15]，但对医疗从业者来说，包括非药物选择在内的痴呆老年患者治疗方案的选择仍是一个重大的挑战，尤其是有并发症和高死亡率风险的年老体弱患者。使用CGA可以识别出某些个人领域中可能会对认知功能障碍的进展产生负面影响的问题（图14.2），但关于CGA对痴呆人群实际影响的系统数据很少。

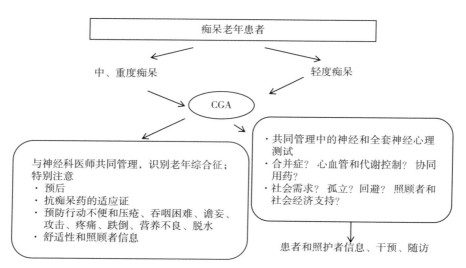

图14.2　痴呆老年患者的CGA

痴呆的药物治疗：老年综合评估（CGA）的作用

关于抗痴呆药物（多奈哌齐、加兰他敏、卡巴拉汀和/或美金刚）能否提高社区痴呆老年患者特别是衰弱患者的生存期方面存在着巨大的争论。不同背景下的研究表明，单独或组合使用抗痴呆药物可延缓患者送往养老院的时间[16]，但对死亡率的影响尚不确定。最近两项观察性研究表明，胆碱酯酶抑制剂（AChEI）可延缓患者送往养老院的时间，但对预期寿命没有影响[18]，单独使用AChEI或AChEI和美金刚联合使用与预期寿命均无相关性[17]。一项在瑞典痴呆登记系统中对7073名阿尔兹海默病（Alzheimer disease，AD）患者开展的队列研究表明，使用AChEI的患者死亡和心肌梗死的风险较低[18]，证实了日本一项回顾性观察研究中多奈哌齐对AD发病患者预期寿命具有积极影响的结论[19]。相反，在其他大型观察性研究中，连续单独服用抗痴呆药或美金刚并不能延长AD患者的总生存期[16]，在美国Medicare医保和丹麦队列研究中，使用美金刚的患者全因死亡率较高，提示病情较重的患者可能会选择美金刚进行治疗[20, 21]。

抗痴呆药物的有效性数据相互矛盾并不足为奇，因为抗痴呆药物的RCT通常会排除掉接受这些药物的实际患者。根据临床经验，接受抗痴呆药物治疗的患者多为年龄较大的女性，多患有血管合并症。相比之下，抗痴呆药物的RCT会排除掉年龄较大、体弱多病的患者，可能并不代表真实人群。此外，寿命的延长或阿尔茨海默病评定量表－认知部分（ADAS-Cog）分数的改变，能否作为评估像痴呆这样毁灭性疾病的疗效指标仍存在疑问，而生活质量和老年人的功能可能与疗效终点更为相关。由于疾病严重程度和合并症的高度变异性和异质性，越来越多的共识认为，老年患者的死亡风险分层应基于合并症和功能状态的信息，并整合健康和功能的多个维度的信息。根据CGA的定义，这种类型的多维预后评估应针对提高成本－效益的临床决策，并针对以患者为中心的护理，以适当（症状性）药物处方为导向。

最近开发出了一种由标准化CGA衍生的多维预后指数（MPI），并已经在几个独立队列研究中对于住院和社区居住患有急慢性疾病的老年受试者的死亡风险评估进行了验证（请参见第8章）。CGA评估是根据《成人和老年人标准多维评估计划（SVaMA）》实行的，这是威尼托地区医疗系统的卫生人员从2000年开始使用的官方推荐的多维评估计划，可对社区老年人进行多维评估，以建立对某些医疗资源（家庭护理服务或养老院）的可及性。可以从以下地址下载有关MPI使用和计算的更多信息：http：//www.mpiage.eu/home/about-mpi-svama。

诊断痴呆后的患者生存率存在很大差异，这取决于许多因素及其复杂的相互作用，并且可能直接影响患病率和服务需求，因此，MPI也已经在痴呆中得到验证，显示出其可以准确预测住院患者的死亡率[22]，还能预测门诊患者的死亡率和住院风险[23]。尤其是在一项针对340名门诊认知功能障碍患者的观察性前瞻性队列研究中，MPI-3患者的死亡和住院可能性分别是MPI-1患者的9倍和6倍，这提示MPI有能力揭示社区认知功能障碍老年患者的死亡和住院风险[24]。由于MPI的有效性、准确性和可靠性高（请参见第8章），因此，一项欧洲多中心研究正在进行，其中包括现有的老年多病患者队列研究以及一项前瞻性研究（www.mpiage.eu）。对来自6800多个社区痴呆老年患者的数据进行回顾性分析，结果表明这些受试者的平均年龄为84岁，大多数为女性，大部分（约80%）患有血管合并症，只有20%的人接受过抗痴呆药治疗。但是初步的生存曲线表明，抗痴呆治疗与延长寿命的相关性仅存在于低中死亡风险的受试者，而非高死亡风险的受试者[25]。综上所述，这些数据不仅表明对于社区老年人痴呆的诊断和治疗不足，而且痴呆常与血管疾病相关。接受治疗的患者相对较少，甚至可能不是那些真正能够从中受益或者说至少能延长寿命的患者。以上内容和其他MPI-Age结果（请参见第8章）强烈支持以下假设：老年多病患者的临床决策应根据预后进行多维和独立的评估。

14.4 未来展望：CGA预防痴呆的关键作用

认知功能障碍是一种非常常见的、经常被误诊的老年综合征，在整个疾病过程中很长一段时间不会表现出易识别的症状和体征。一旦诊断了痴呆，就无法治愈，这使（过）早期诊断的问题变得更加严重。痴呆不是单一原因、单一机制、单一治疗选择的疾病，而是一种多因素综合征，因此该病无法治愈。由于缺乏痴呆的治疗方法，因此必须以预防为主，而成功预防的关键前提是早期发现和可改变的危险因素，但是痴呆的绝大多数危险因素是不可改变的。换言之，为避免痴呆并调节从认知功能障碍向痴呆的转变过程，有必要早期发现有认知功能障碍相关残疾风险的患者，并控制其与血管和生活方式相关的危险因素。

认知功能障碍具有神经血管退行性病理生理基础，可能在明显症状出现前数十年就已经开始。作为衰老过程本身，大脑中与年龄相关的变化以多种多样的形式发生。与个体之间在物理表型上存在巨大的个体差异一样，个体的大脑老化也因多种因素而异。这种多因素和多维过程的特征包括早期事件、性格特征、受教育程度、适应力、个体和社会资源、个人结局、生活方式、早年经历、基因和危险因素暴露。影响发病率特征的因素可能在衰老过程发挥不利的、正常的或有利的作用而有所差异，或者如最近所描述的表现为逃逸者、延迟者或幸存者。在大脑中，与年龄相关的改变可能会通过不同的机制而发生变化，机制因主体而异，主要是化学、结构、血管或代谢，并在大脑的不同区域表现出来，从而在不同个体上表现出不同的神经病理学结果。这种异质性的大脑衰老特征伴随着三个相关的老年性状。

（1）脑部健康衰老、正常衰老、不正常衰老和认知功能障碍/痴呆之间的转换是连续发生的。尤其是在衰老晚期，生物标志物的预测价值以及神经心理学和心理测试的可解释性受到很大限制。

（2）与年龄相关的不良变化，如胆碱能耗竭、能量缺乏或循环稳态失调，使大脑成为“最薄弱的环节”。存在非脑部疾病时，大脑器官最常显示出病理征象。

（3）在“十大”老年病中，认知功能障碍被定义为老年综合征的单一特定器官相关疾病。在这种观点下，为了满足以患者为中心的需求以及预防认知功能障碍或其进展的临床决策，老年受试者接受CGA并进行预后评估是非常重要的。

参 考 文 献

［1］WHO（2016）http：//www.who.int/gho/publications/world_health_statistics/2016/en/.

［2］HILL G，FORBES W，BERTHELOT JM，et al. Dementia among seniors［J］. Health Rep，1996，8（2）：7-10.

［3］KATZ MJ，LIPTON RB，HALL CB，et al. Age-specific and sex-specific prevalence and incidence of mild cognitive impairment，dementia，and Alzheimer dementia in blacks and whites：a report from the Einstein aging study［J］. Alzheimer Dis Assoc Disord，2012，26（4）：335-343.

［4］KOSTENIUK JG，MORGAN DG，O'CONNELL ME，et al. Incidence and prevalence of dementia in linked administrative health data in Saskatchewan，Canada：a retrospective cohort study［J］. BMC Geriatr，2015，15：73.

［5］LIPNICKI DM，CRAWFORD J，KOCHAN NA，et al. Risk factors for mild cognitive impairment, dementia and mortality: the Sydney memory and ageing study [J]. J Am Med Dir Assoc, 2017, 18 (5): 388-395.

[6] SINN HW. The value of children and immigrants in a pay-as-you-go pension system: a proposal for a transition to a funded system [J]. ifo Studien, 2001, 47 (1): 77-94.

[7] NAGEL G, PETER R, BRAIG S, et al. The impact of education on risk factors and the occurrence of multimorbidity in the EPIC-Heidelberg cohort [J]. BMC Public Health, 2008, 8: 384.

[8] KIRCHBERGER I, MEISINGER C, HEIER M, et al. Patterns of multimorbidity in the aged population. Results from the KORA-age study [J]. PLoS One, 2012, 7 (1): e30556.

[9] SYDDALL HE, WESTBURY LD, SIMMONDS SJ, et al. Understanding poor health behaviours as predictors of different types of hospital admission in older people: findings from the hertfordshire cohort study [J]. J Epidemiol Community Health, 2016, 70 (3): 292-298.

[10] FOLSTEIN MF, FOLSTEIN SE, MCHUGH PR. "mini-mental state". A practical method for grading the cognitive state of patients for the clinician [J]. J Psychiatr Res, 1975, 12 (3): 189-198.

[11] CAMPBELL NL, PERKINS AJ, BRADT P, et al. Association of anticholinergic burden with cognitive impairment and health care utilization among a diverse ambulatory older adult population [J]. Pharmacotherapy, 2016, 36 (11): 1123-1131.

[12] NØRGAARD A, JENSEN-DAHM C, GASSE C, et al. Time trends in antipsychotic drug use in patients with dementia: a nationwide study [J]. J Alzheimers Dis, 2016, 49 (1): 211-220.

[13] WIJARNPREECHA K, THONGPRAYOON C, PANJAWATANAN P, et al. Proton pump inhibitors and risk of dementia [J]. Ann Transl Med, 2016, 4 (12): 240.

[14] EKDAHL AW, ODZAKOVIC E, HELLSTRÖM I. Living unnoticed: cognitive impairment in older people with multimorbidity [J]. J Nutr Health Aging, 2016, 20 (3): 275-279. doi: 10.1007/s12603-015-0580-2.

[15] GILLETTE-GUYONNET S, ANDRIEU S, NOURHASHEMI F, et al. Long-term progression of Alzheimer's disease in patients under antidementia drugs [J]. Alzheimers Dement, 2011, 7 (6): 579-592.

[16] ROUNTREE SD, ATRI A, LOPEZ OL, et al. Effectiveness of antidementia drugs in delaying Alzheimer's disease progression [J]. Alzheimers Dement, 2013, 9 (3): 338-345.

［17］RIVEROL M，SLACHEVSKY A，LÓPEZ OL. Efficacy and tolerability of a combination treat-ment of memantine and donepezil for Alzheimer's disease：a literature review evidence［J］. Eur Neurol J，2011，3（1）：15−19.

［18］NORDSTRÖM P，RELIGA D，WIMO A，et al. The use of cholinesterase inhibitors and the risk of myocardial infarction and death：a nationwide cohort study in sub-jects with Alzheimer's disease［J］. Eur Heart J，2013，34（33）：2585−2591.

［19］MEGURO K，KASAI M，AKANUMA K，et al. Donepezil and life expectancy in Alzheimer's disease：a retrospective analysis in the Tajiri project［J］. BMC Neurol，2014，14：83.

［20］SCHNEIDER LS，MANGIALASCHE F，ANDREASEN N，et al. Clinical trials and late-stage drug develop-ment for Alzheimer's disease：an appraisal from 1984 to 2014［J］. J Intern Med，2014，275（3）：251−283. doi：10.1111/joim.12191.

［21］JOHANSSEN P. Medical treatment of Alzheimer's disease［J］. Ugeskr Laeger，2006，168（40）：3424−3429.

［22］PILOTTO A，SANCARLO D，PANZA F，et al. The multidimensional prognostic index（MPI），based on a comprehensive geriatric assessment predicts short-and long-term mortality in hospitalized older patients with dementia［J］. J Alzheimers Dis，2009，18（1）：191−199.

［23］GALLUCCI M，BATTISTELLA G，BERGAMELLI C，et al. Multidimensional prognostic index in a cognitive impairment outpatient setting：mortality and hospitalizations. The Treviso dementia（TREDEM）study［J］. J Alzheimers Dis，2014，42（4）：1461−1468.

［24］PILOTTO A，POLIDORI MC，VERONESE N，et al. Association of antidementia drugs and mortality in community-dwelling frail older patients with dementia：the role of mortality risk assessment［J］. J Am Med Dir Assoc，2017，19（2）：162−168.

［25］EVERT J，LAWLER E，BOGAN H，et al. Morbidity profiles of centenarians：survivors，delayers，and escapers［J］. J Gerontol A Biol Sci Med Sci，2003，58（3）：232−237.

15　老年综合评估教学

15.1　简介

老年医学是一门涉及老年人生理、心理、社会和功能的学科（www.uems.com），这是"老年患者"作为人的四个维度。需要对这四个维度进行准确评估，因为评估的充分性将深刻影响到所有医疗干预措施能否成功。随着老年人和易感人群数量的增加，不仅迫切需要老年医学专业的医生[1, 2]，而且还需要大量能胜任复杂患者管理工作的医生。对于急诊、门诊和住院患者，老年医学或其他学科的医学生、住院医师和年轻专家需要做好准备依据患者年龄来调整医疗行为，并准备好接诊老年患者。

由于实行博洛尼亚（Bologna model）医学教育模型有一定难度[3, 4]，老年医学内容整合和纵向的本科教育对许多医学院来说都是一个挑战。

15.2　教育培训背景

如今，许多学生远程接受老年医学的培训，面对学生接受培训过程中表现的不足，教师很难做出即时反应，该领域的课程主管也面临与此问题相关的需求。实际上，教师作为榜样的能力会影响到持续教育课程、教学内容和专业水平与可持续性（Internation Encyclopedia On Education，2010）。此外，榜样教师可以有效地传递一种"隐性"课程，通常包括态度、行动和教学行为，而非正式课程。这意味着教师不仅要满足成为老年医学专家至少5年的正式要求，而且要具备扎实的教学知识。对教学方法的意识和能力是实现老年医学协会制定的复杂学习目标和专业行为的基本手 段 （http：//uemsgeriatricmedicine.org/www/dok/Minimum%20Training%20

Requirment%202016.pdf）。在这种情况下，使用混合技术（包括研讨会、小组病例讨论、在线视频以及在线讨论新的老年病例）的远程教学已被证明是有效并且是高效的[5]，这些技术也可能成为老年医学培训进一步提升与发展的资源手段。

从这个角度来看，整个欧洲只有很少的医学教育系统能提供涵盖老年人综合医疗管理的主题教学也就不足为奇了[2, 6, 7]。为了促进老年医学的本科教育，美国以及欧洲的老年学和老年医学学会最近已经就本科医学培训中的"老年医学临床最低资质（minimun geriatric competencies）"达成了一致，这对于老年人的医疗管理至关重要[2]（Minimun Competences AGS）。

15.3 能力和学习理论

上面提到的教育和培训的过程中描述的几个核心能力对于评估老年患者临床表现至关重要，作为老年医学的基石，这是对老年医学评估（CGA）结果解释中所必需的技能。具备对老年医学的好奇心、理解CGA的功能、应用和解释，以及可计划复杂的干预措施，是医学生和研究生阶段的主要教学输出结果。然而，学术组织定义的学习目标是否真正反映了学习成果仍在争论中。最近发表的《医学生在老年医学方面应具备的能力》（*Competencies to Be Achieved in Geriatric Medicine by Medical Undergraduates*）是基于Benner的学习者发展模型[8]和Bloom的认知分类法[9]。

为了在目前以知识为基础和以课堂为导向的医学教学过程中实现学习目标，有必要在教学活动中进行强有力的模式转变。医学生和住院医师本身就是"成人学习者"，因此必须相应地调整教学策略和评估策略。遵循Kolb的教学框架[7]，学习者可以从中汲取具体经验。通过反思，他们便能够提出抽象概念并进行概括。下一步是通过测试他们的知识在新情况下受到的影响来巩固这种理解。这种领会和掌握知识的顺序通常有利于接受CGA的知识，因为学生和受训者往往倾向于通过观察来获得最好的学习效果，如同医学教学历史所反映的那样[10]。临床诊断推理过程的关键要素分别是知识、背景和经验，对背景和经验的理解对于CGA的应用有至关重要的作用。因此，越来越强调协作学习的方法，如基于探究和行动性的学习方式证明了这一点，尤其是作为老年医学的核心概念（如何教授CGA）。老年科医师需要足够的人力和物力资源，以便于开展更多的小组工作教学以及有关CGA的技术辅助教学。

15.4　如何规划和设计CGA教学

认真规划一种综合的、循序渐进的教学方法，其目的是使年轻学习者在培训期间反复学习老年医学的知识，确保有复杂医疗需求的老年患者获得有效照护的方法。无论教师选择哪种教学方法来培训学生应用CGA，都应遵循详细的课程评估。例如，使用Spilsbury团队的评估模型进行评估[11]（图15.1），这些评估模型提供了有关老年医学领域培训的证据，并支持了

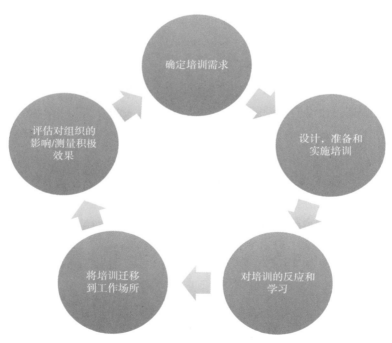

图15.1　测量培训效果有效性路径

（经Spilsbury授权许可改编[11]）

大学、教会等培训机构对资源的竞标。

　　这种方法可能有助于提高学生对培训内容的接受程度，因为他们看到了与临床医疗途径的直接联系。由于医学生是成年学习者，因此，他们需要具有在模拟场景或在有患者的真实场景中应用知识的具体经验，然后他们才能在小组中或由导师带领下进行反思。通过反思，他们能够形成抽象的概念，并可以检测该知识在个人层面的应用。关于CGA，通过为学生提供良好的学习环境——在现实情景中实施诊断和治疗，基于米勒（Miller）金字塔模型，使医学生可以达到最高的胜任力[12]（图15.2）。

　　毫无疑问，住院医师在早期培训阶段达到最高的胜任力后，才能以自主的方式进行CGA，根据结果解读，为患者制订治疗方案及计划。

　　那么，CGA要实现的"基本能力"是什么，这为本科教育规划教育活动和课程提出了一个问题。正如Masud及其团队所发表的论文中描述的那样，"毕业生应该具有对老年患者进行病史分析和评估所需的特殊技能"[2]。该学习目标明确了学生需要掌握处理不同功能维度的评估情况的基本技能。这些技能在"建议"中进行了更详细的概述。这意味着，提供有关老年人功能的信息以及将CGA用作评估该功能的工具是"螺旋式"教育的第一步。如前所述，可以通过现场课堂教学活动或使用基于信息通信

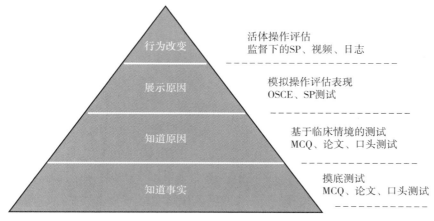

图15.2　米勒胜任力金字塔[12]

注：OSCE：客观结构化临床技能考试；MCQ：多项选择题；SP测试：基于标准化患者的测试。

技术（information communication technologies，ICT）的学习模块以及现场教学活动的混合学习模式来提供（表15.1）。目前，一些证据表明，基于在线学习的医学教育对学习者和教学者都是有益的。基于网络的学习可以提高学习者的依从性和合规性，因为网络学习提供方便"消费"学习内容的机会，并使学习者可以根据自己的需要进行反复多次的学习。此外，在线学习模块中直接得到学习效果评估结果[13]。

表15.1 CGA的教学和评估模式对比

	教学模式	评估模式
有关CGA的知识	课堂教学 特定内容的自主学习 电子学习模块，网络研讨会	多种学习模式 简短问答评估，简短论文写作评估，结构化口头评估
专业技术能力	模拟患者 电子学习模块，床旁教学	OSCE（客观结构化临床技能考核），PACES（临床检查技能实践评估），Mini-CEX（小型临床检查）
应用CGA的沟通技巧	模拟训练，使用各种教学方法的床旁教学	OSCE（客观结构化临床技能考核），PACES（临床检查技能实践评估），Mini-CEX（小型临床检查）
结果解释和医疗计划的专业性	（模拟训练），床旁教学	小型临床检查，临床操作技能评估，360°评估，基于案例的讨论，向临床和教育主管的汇报

但是，作为"独立"提供的信息不足以推动医学专业的本科生达到欧洲建议中要求的能力水平。CGA尤其适合的是与具有多专业成员的跨学科老年医学团队一起的基于门诊或床旁的教学[14]。通过这个级别的训练，学生和受训者将学习到其他专业知识，在后续的共同管理中成为跨学科团队参与者。事实证明，这种方法在核心课程中能更有效地实施跨专业学习活动和评估[14]。应特别注意的是，应该考虑老年医学团队的作用和结构。实际上，针对有功能缺陷的患者的初步管理计划贯穿每个发展阶段，包括适应性干预措施，都需要突出和强调包括社会工作、护理、康复、营养和药学等多个跨学科团队成员的参与。在理论讲授、案例分析和视频教学后的

模拟培训和床旁教学模式非常适合CGA的教学，特别是可以证明该活动是老年医学团队可以展示的。最后，在理论（知道事实）、实践（知道原因）和专业技能发展（改变行为）[15]之后的最后一个教育步骤包括考试（展示原因）（图15.2）。

在揭示老年病学基础的同时，教育者将需要使用多维度的、跨学科的，甚至超越本组织的方法呈现该学科的本质。于老年医学专家而言，多维度的意义是显而易见的，而对于一个缺乏经验的公众而言，必须阐释清楚多维度的含义，他们通常时间压力很大，并且需要告知他们老年医学具有不可避免的个性化特征。在老年医学课程中，学生接触了循证医学，明白了老年医学的挑战以及了解了异质性的老年医学的基本概念。这样将有助于对个性化医学CGA的理解。

让学生掌握反映人的多维性的CGA的理论是非常重要的。学生和受训者必须意识到，在这个先进发展的时代，即使以最好的方式和最适当的指引，也可能遭受失败，尤其是对高龄者的评估，如果未评估老年综合征的风险或存在社会心理和功能需求，则可能导致失败或实际上适得其反。近年来，筛查工具迅速发展，但这些工具在评估老年患者的有效性上仍有局限性，比如用来识别处于衰弱或不良后果风险或受益于康复干预措施的老年患者[16]。这可能是因为个性化医学不能通过提出封闭式问题快速进行。一般情况下，在急诊科或全科医师门诊，只有很短时间与老年患者独自相处，他们可能会认为他们的抱怨是"正常"的衰老迹象，严重的老年患者可能会迷失方向并且感知能力受损等，在老年医学中，单独的沟通交流和病史收集都非常困难，如上所述，这就是为什么这两者都是老年医学本科课程的重点学习内容[2]。

所谓的软技能，如与老年人的适当沟通，包括具有认知功能或感觉障碍的老年人，被纳入了老年医学课程框架内。例如，无论患者年龄如何，医学生均应尊重患者[2, 15]。重要的是，要传达的一项重要的专业行为是对老年人保持以人为本和专业的态度；这种技能，超越了生物医学和人文科学之间二分法的同理心[17]，具有重要的伦理意义，应在医学的核心领域予以鼓励。为了展示同理心并提高技术能力的模拟培训被成功地采用，学生们可以学习到随着年龄增长而发生的不同种机体损害[18]。

最后，对是否成功完成学习的评估，看起来在驱动学生以及住院医师的学习行为起着重要作用。从Miller胜任力金字塔中可以看出，评估模式必须严格地与学习成果的能力水平保持一致。这意味着在概念化的CGA教学过程中，教学者应考虑如何评估学生和住院医师的学习成果。表15.1概述了全球许多学院已经使用的培训和评估模式。

关于如何教授和评估CGA在很大程度上取决于受训者的需求和特定的环境因素。接受培训的学生数量、师资情况、时间条件以及环境，这些都对课程开发中的教学决策有很大影响。

总之，CGA的教学是一项艰巨的任务，它包含了几个层次的困难，包括传达沟通和技术技能的重要性。需要仔细理解技能培训的多维性。除了使用量表之外，学生还应该清楚掌握患者的复杂性和CGA结果的解释。最后，使用CGA在不同环境中实施医疗计划是新人、经验丰富的住院医师以及研究生阶段均要达到的能力。通过积累经验，除了可以改善在不同环境下实施外，还可以通过推广使用CGA工具（包括用于评估多维预后的应用程序）来进一步深化，从而改善老年患者的临床决策[19-22]。

参 考 文 献

[1] HAFNER K. As population ages, where are the geriatricians? [N]. New York: The New York Times. https://www.nytimes.com/2016/01/26/health/where-are-the-geriatricians. html?_r＝0.2016-01-26.

[2] MASUD T, BLUNDELL A, GORDON AL, et al. European undergraduate curriculum in geriatric medicine developed using an international modified Delphi technique [J]. Age Ageing, 2014, 43: 695-702.

[3] Association for Medical Education in Europe and World Federation for Medical Education. Statement on the Bologna Process and Medical Education, 2005.

[4] ZUNIC L, DONEV D. Bologna model of medical education—utopia or reality [J]. DILEMMAS—Mater Sociomed, 2016, 28: 316-319.

[5] GOLDMAN LN, WIECHA J, HOFFMAN M, et al. Teaching geriatric assessment: use of a hybrid method in a family medicine clerkship [J]. Fam Med, 2008, 40 (10): 721-725.

［6］CHENOT JF. Undergraduate medical education in Germany［J］. German Medical Science GMS, 2009, 7: 1−11.

［7］KOLB GF. Survey of the German geriatrics society on the academic situation, student education and the state of further training［J］. Eur J Geriatrics, 2005, 7: 239−248.

［8］BENNER P. From novice to expert［M］. Boston, MA: Addison-Wesley, 1984.

［9］BLOOM B. A handbook of educational objectives. The cognitive domain［M］. New York: McKay, 1964.

［10］BOWEN JL. Educational strategies to promote clinical diagnostic reasoning［J］. N Engl J Med, 2006, 355: 2217−2225.

［11］SPILSBURY M. Measuring the effectiveness of training［D］. Brighton: IES, 1995.

［12］MILLER GE. Assessment of clinical skills/competence/performance［J］. Acad Med, 1990, 65（9）: S63−S67.

［13］RUIZ JG, MINTZER MJ, LEIPZIG RM. The impact of E-learning in medical education［J］. Acad Med, 2006, 81: 207−212.

［14］O'KEEFE M, HENDERSON A, CHICK R. Defining a set of common interprofessional learning competencies for health profession students［J］. Med Teach, 2017, 39（5）: 463−468. http://dx.doi.org/10.1080.

［15］BOMBEKE K, SYMONS L, VERMEIRE E, et al. Patient-centredness from education to practice: the "lived" impact of communication skills training［J］. Med Teach, 2012, 34: e338−e348.

［16］CARPENTER CR, SHELTON E, FOWLER S, et al. Risk factors and screening instruments to predict adverse outcomes for undifferentiated older emergency department patients: a systematic review and meta-analysis［J］. Acad Emerg Med, 2015, 22: 1−21.

［17］HALPERIN EC. Preserving the humanities in medical education［J］. Med Teach, 2010, 32: 76−79.

［18］BRAUDE P, REEDY G, DASGUPTA D, et al. Evaluation of a simulation training programme for geriatric medicine［J］. Age Ageing, 2015, 44: 677−682.

［19］DENT E, KOWAL P, HOOGENDIJK EO. Frailty measurement in research and clinical practice: a review［J］. Eur J Intern Med, 2016, 31: 3−10.

［20］PILOTTO A, FERRUCCI L, FRANCESCHI M, et al. Development and validation of a multidimensional prognostic index for one-year mortality from comprehensive geriatric assessment in hospitalized older patients［J］. Rejuvenation Res, 2008, 11（1）: 151−161.

［21］SINGLER K, ROTH T, BECK S, et al. Development and initial evaluation of a point-of-care educational app on medical topics in orthogeriatrics [J]. Arch Orthop Trauma Surg, 2016, 136: 65-73.

[22] WERNIER RM, VAN ROSSUM E, VAN VELTHUIJSEN E, et al. Validity, reliability, and feasibility of tools to identify frail older patients in inpatient hospital care: a systematic review [J]. J Nutr Health Aging, 2016, 20: 218-230.